ÉTUDE

SUR LA VALEUR DU TRAITEMENT

DE LA

TUBERCULOSE PULMONAIRE

PAR LES

INHALATIONS D'ACIDE FLUORHYDRIQUE

PAR

Le Dr GARCIN

DÉPÔT LÉGAL
Seine & Oise
N° 76 d
1889

AF395391

PARIS

G. MASSON, ÉDITEUR

LIBRAIRE DE L'ACADÉMIE DE MÉDECINE

120, Boulevard Saint-Germain, en face de l'École de Médecine.

1889

Te 77
433

ÉTUDE SUR LA VALEUR DU TRAITEMENT

DE

LA TUBERCULOSE PULMONAIRE

PAR LES

INHALATIONS D'ACIDE FLUORHYDRIQUE

Te 77
433

2820-89. — Corbeil. Imprimerie Crété.

ÉTUDE

SUR LA VALEUR DU TRAITEMENT

DE LA

TUBERCULOSE PULMONAIRE

PAR LES

INHALATIONS D'ACIDE FLUORHYDRIQUE

PAR

Le Dr GARCIN

———

PARIS

G. MASSON, ÉDITEUR

LIBRAIRE DE L'ACADÉMIE DE MÉDECINE

120, Boulevard Saint-Germain, en face de l'École de Médecine.

—

1889

INTRODUCTION

C'est le propre de la science moderne d'aller toujours de l'avant et de demander sans cesse à l'expérience de nouvelles découvertes et de nouveaux progrès, lorsque surtout ces découvertes s'attachent à résoudre certains problèmes thérapeutiques, à combattre certaines maladies réputées jusqu'à ce jour incurables.

Le fluor, corps abondamment répandu dans la nature, mais dont l'industrie seule s'était occupée jusqu'alors, a fait ces dernières années son entrée dans la thérapeutique. C'est à retracer la principale étape de ces récentes conquêtes de la science, que nous voudrions consacrer ce mémoire, tout en insistant, comme nous l'imposent nos préoccupations médicales, sur le côté thérapeutique de cette intéressante question.

Les récentes études faites sur l'acide fluorhydrique nous permettent de résumer les différentes opinions des anatomo-pathologistes et des cliniciens sur ce corps et d'y apporter en même temps notre expérience personnelle. Ce n'est en effet que par l'expérimentation que nous arriverons à le bien connaître et à en tirer tout le parti possible pour combattre la tuberculose pulmonaire.

Depuis quelques années, il faut reconnaître, à la louange des médecins, que des efforts dignes des plus grands éloges sont faits pour étudier et conjurer la tuberculose. Chacun poursuit son but, les uns avec le microscope, en cherchant à surprendre les secrets de la nature et la genèse des bacilles ; les autres en employant des procédés thérapeutiques différents et en arrivant directement au siège même du mal par les corps gazeux antibacillaires, antiseptiques. Car pour être logique, si nous admettons et s'il est prouvé que la tuberculose est une maladie parasitaire, infectieuse, les antiseptiques doivent nous fournir des armes assez puissantes pour entraver le développement de ces microphytes, les détruire et modifier le terrain sur lequel ils évoluent.

En médecine et en chirurgie nous constatons tous les jours les immenses services que rendent :

l'acide phénique, le bichlorure, le bi-iodure de
mercure, l'iodoforme, la créosote, le naphtol,
l'acide fluorhydrique, etc., c'est particulièrement
ce dernier corps que nous allons étudier, en dé-
montrant ses propriétés antimicrobiennes et son
action sur la tuberculose pulmonaire.

HISTORIQUE DE L'ACIDE FLUORHYDRIQUE.

Au point de vue chimique, le fluor et ses composés appartiennent à cette famille si importante quoique peu nombreuse des métalloïdes, dont font partie le chlore, l'iode et le brome.

On sait quelles curieuses analogies de propriétés relient ces quatre éléments et avec quel étonnant parallélisme se déroule leur histoire. Ce que tout le monde sait aussi, c'est l'impossibilité où l'on avait été jusqu'à ces derniers temps d'isoler le fluor et de surmonter les difficultés qui semblaient s'opposer à jamais à son isolement.

Il était réservé à un jeune savant, aujourd'hui professeur à l'École supérieure de pharmacie de Paris et membre de l'Académie de médecine, à M. Moissan, de résoudre ce problème contre lequel avaient échoué plusieurs générations de chimistes éminents.

Il n'entre pas dans le cadre de ce travail de retracer la série d'expériences qui furent successivement instituées par M. Moissan et les diverses phases par lesquelles dut passer l'isolement du fluor. Il nous suffira de dire que le succès fut des plus complets et les expériences du chimiste déclarées décisives et probantes.

Ainsi se complétait la chimie du fluor et la science avait à enregistrer une de ses plus brillantes conquêtes.

Un composé du fluor, celui qui résulte de sa combinaison directe avec l'hydrogène, *l'acide fluorhydrique*, avait précédemment attiré l'attention des chimistes par son emploi industriel dans la gravure sur verre ; corps des plus difficiles à manier puisqu'il attaque la plupart des métaux et corrode avec énergie les récipients en verre. Cette propriété ayant été utilisée dans l'industrie du cristal, on ne tarda pas à en obtenir les effets les plus remarquables au point de vue artistique.

Pendant que nos savants luttaient ainsi corps à corps avec le difficile problème de l'isolement du fluor, l'industrie perfectionnait l'art de la gravure sur verre à l'aide de l'acide fluorhydrique et l'amenait à ce degré de précision auquel nous le voyons actuellement parvenu.

Ce n'est pas que les premiers essais faits dans ce sens n'aient inspiré des craintes sérieuses à l'égard de la santé des ouvriers appelés à manier en grand l'acide fluorhydrique et à vivre au milieu de ses vapeurs. N'allait-on pas se heurter de ce chef à des difficultés insurmontables et créer à ces malheureux une existence contraire à toutes les règles de l'hygiène? Écoutons ici le directeur de l'usine de Baccarat, qui faisait dans une lettre au Dr Chevy, en 1885, cet aveu sincère et loyal des appréhensions que lui avait causées ce côté de la question :

« Lorsqu'on organisa chez nous cet atelier de décoration, nous étions fort inquiets des effets des vapeurs d'acide sur nos ouvriers, ne connaissant l'agent que nous devions employer que sur la mauvaise et injuste réputation que lui ont faite les chimistes. Aussi le personnel d'ouvriers fut-il composé d'infirmes et d'incurables. Leur existence, contrairement aux prévisions, n'en fut pas abrégée, il semble même qu'elle fut prolongée.

« Non seulement nos enfants ne se plaignaient pas, mais ils prirent un développement physique très rassurant et nous constatâmes que les vapeurs qu'on respirait dans l'atelier n'avaient rien de nuisible et que les gens qui éprouvaient une oppression, une toux, un embarras de la respiration, éprouvaient un soulagement à passer une heure ou deux dans l'atelier.

« Des ouvriers phtisiques s'habituaient à ces inhalations et s'en trouvaient très bien.

« Des enfants délicats, donnant des préoccupations du côté de la poitrine, furent soignés, en leur faisant respirer pendant leur sommeil des vapeurs fluorhydriques qui se dégageaient lentement dans la chambre. Les bains d'acide fluorhydrique sont encore conduits par le même homme qui a débuté en 1857 (1). »

Du jour où il fut constaté, dans l'industrie, que les vapeurs d'acide fluorhydrique n'étaient pas nuisibles à l'homme et déterminaient au contraire chez les phtisiques une amélioration, la thérapeutique n'allait pas tarder à essayer ses applications sur les trop nombreux tuberculeux.

C'est au Dr Bastien que revient l'honneur d'avoir employé le premier l'acide fluorhydrique, moyen thérapeutique mis en usage depuis par plusieurs autres médecins dont nous parlerons dans le cours de ce travail.

Par une heureuse coïncidence, Pasteur venait faire connaître au monde médical ses précieuses expériences sur les maladies zymotiques et Koch découvrait le bacille de la tuberculose. Avec ces trois facteurs, les expérimentateurs pouvaient entreprendre des travaux sérieux.

Si la découverte du fluor fut brillante, celle des propriétés thérapeutiques de l'acide fluorhydrique sera non moins glorieuse et à tous égards plus féconde en résultats pratiques; nous allons en parcourir les principales phases et en retracer sommairement l'histoire.

Ce fut vers 1862 que l'attention du monde médical se tourna pour la première fois du côté de la

(1) Dr Chevy, *Thèse de Paris*, 1885.

médication fluorhydrique, à l'instigation de M. Didierjean, chimiste de la cristallerie de Baccarat, qui fit part des observations que nous venons de rappeler à l'un de ses parents, le D' Bastien.

Ce dernier s'empressa de soumettre aux inhalations fluorhydriques un certain nombre de malades affectés de phtisie, d'asthme, de coqueluche, de diphtérie, etc., et son exemple fut bientôt suivi par le professeur Charcot et son interne d'alors M. Bouchard, ainsi que par le D' Henri Bergeron; « mais soit que le procédé opératoire fût imparfait, soit que les malades fussent trop avancés en âge, soit pour tout autre motif, les tentatives ne donnèrent pas de résultats satisfaisants et ne furent pas continuées au delà d'un ou deux mois (1). »

Le D' Seiler reprit ces expériences interrompues et fit au congrès de Nancy (séance du 14 août 1886) une communication dans laquelle il déclarait qu'il avait traité un certain nombre de tuberculeux par les inhalations d'acide fluorhydrique et que les résultats obtenus étaient très satisfaisants. Sa méthode n'avait, à vrai dire, aucune analogie avec celle employée par ses prédécesseurs et se rapprochait infiniment plus de ce qui se passait dans la manipulation de l'acide dans les ateliers de gravure sur verre.

M. Dujardin-Beaumetz et un de ses élèves, le

______

(1) *La phtisie pulmonaire*, par Hérard, Cornil et Hanot, édit. 1888, p. 768.

D' Chevy, firent, à cette époque, quelques essais à l'hôpital Cochin, sur la valeur thérapeutique de l'acide fluorhydrique chez les tuberculeux ; mais les observations cliniques furent prises en trop petit nombre et la durée du traitement fut trop courte pour établir une conviction scientifique ; l'auteur s'est surtout attaché à étudier, dans cette thèse, l'action antifermentescible et antiputride de l'acide fluorhydrique.

Désireux de nous rendre compte des résultats thérapeutiques obtenus par les inhalations fluorhydriques, nous résolûmes d'étudier avec soin ce nouvel agent et de prendre des observations consciencieuses et précises, nous entourant même d'aides et de médecins instruits pour contrôler nos expériences.

Chargé d'un dispensaire largement pourvu de phtisiques, il était facile de soumettre ces malades aux inhalations fluorhydriques. Deux d'entre eux, dont la santé était des plus compromises, commencèrent le traitement. Au bout de quinze jours, l'état général s'était un peu amélioré, mais la toux persistait ainsi que la dyspnée ; l'auscultation ne donnait aucune modification. Poursuivant notre expérimentation, quatre nouveaux malades tuberculeux furent également soumis aux inhalations, tandis que les deux premiers continuaient leur traitement. Soit que ces derniers eussent des lésions moins étendues, soit que la déchéance organique fût moins prononcée, nous constatâmes que l'amélioration se faisait dans leur état général et local. Depuis lors, encou-

ragé par ces résultats, le traitement fluorhydrique
fut appliqué à tous les phtisiques, leur observation
soigneusement consignée et, de juin 1886 à juillet
1887, 100 phtisiques furent traités ainsi tant dans
notre clientèle de la ville qu'au dispensaire.

L'expérience nous fit modifier peu à peu la méthode et les doses préconisées par le Dr Seiler.

Il nous sembla d'abord qu'il était nécessaire
d'isoler les malades dans une cabine close, dont on
connaîtrait le cubage, pour étudier d'une manière
plus précise le degré de saturation qu'on obtiendrait,
en dégageant plus ou moins de vapeur fluorhydrique ;
ensuite de développer plus ou moins la saturation
de la cabine, suivant le degré de tolérance de chaque
phtisique et l'étendue de leurs lésions ainsi que de
leur capacité thoracique.

Le 20 septembre 1887, nous eûmes l'honneur de
communiquer, à l'Académie de médecine, un certain
nombre d'observations nous autorisant à conclure
que l'acide fluorhydrique, en inhalations, est doué
de propriétés thérapeutiques réelles et qu'il doit être
placé au premier rang des médicaments reconnus
efficaces dans le traitement de la phtisie pulmonaire.
MM. Hérard, Proust et Féréol, membres de l'Académie de médecine, ont été désignés pour étudier ce
nouveau mode de traitement. Après une enquête
aussi sévère qu'impartiale M. Hérard fit à l'Académie
(séance du 23 novembre 1887) un rapport concluant
ainsi :

« *Résultats thérapeutiques.* — Si maintenant nous

cherchons à apprécier cliniquement la valeur réelle
de la médication fluorhydrique, nous sommes aidés
dans cette tâche, toujours difficile, par la statistique
suivante que nous fournit M. Garcin.

« Sur 100 phtisiques :

Guérisons	35	presque tous au premier et au se·
Améliorations....	41	cond degré.
État stationnaire.	14	
Morts	10	

« C'est là assurément un résultat bien favorable,
trop favorable, penseront peut-être quelques collè-
gues défiants. C'est l'impression que j'en ai éprouvée
moi-même. Aussi tout en ayant confiance dans
l'esprit d'observation et la loyauté scientifique de
M. Garcin, j'ai pensé qu'il était de mon devoir d'étudier de près les éléments de cette statistique. Pour
cela, j'ai lu et relu les observations; j'ai visité la
plupart des malades, dits guéris ou très améliorés;
j'ai recueilli des renseignements de plusieurs per-
sonnes habitant la province, et, après cette enquête
aussi sérieuse qu'il m'a été possible de la faire, je
déclare que, pris dans leur ensemble, les faits an-
noncés par M. Garcin sont exacts. Je ne diffère avec
mon honorable confrère que sur un point, et, dans
la question, il a son importance. Peut-on appeler
définitivement guéris les 35 malades de la première
catégorie? Pour quelques-uns peut-être; pour le
plus grand nombre, non. Pour avoir le droit de
prononcer le mot de guérison quand il s'agit de
la phtisie pulmonaire, il est indispensable qu'il se

passe plusieurs années pendant lesquelles on note la disparition des phénomènes constitutionnels, en même temps qu'on ne constate, en fait de symptômes locaux, que les signes de la cicatrisation. Or, pour les plus anciens des malades soignés par M. Garcin, quinze mois au plus se sont écoulés depuis la cessation du traitement. C'est beaucoup assurément, ce n'est pas encore assez pour avoir la certitude que la diathèse est complètement épuisée et que les malades ne seront pas exposés à des retours offensifs de la maladie.

« Je conclus, en terminant, que les inhalations d'acide fluorhydrique possèdent une action thérapeutique incontestable, quand la phtisie n'est pas parvenue à une période trop avancée. J'ajoute qu'elles sont exemptes d'inconvénients, d'une application facile et que, d'ailleurs, elles peuvent être combinées avec les médications internes ou externes et surtout avec le traitement hygiénique, base essentielle de toute bonne thérapeutique. »

Nous-mêmes qui possédons de nombreux et importants dossiers cliniques sur le traitement de la tuberculose pulmonaire par l'acide fluorhydrique, nous n'hésitons pas à affirmer que s'il n'est qu'un petit nombre de malades qu'on puisse dire véritablement guéris, tous ou presque tous sont améliorés et un très grand nombre définitivement délivrés des atteintes de cette triste maladie.

Quelque surprenants qu'ils puissent paraître, au premier abord, ces résultats sont rationnels et parfaitement exacts, et si nous pouvions soumettre les phtisiques à ce traitement aussitôt que nous constatons les premiers symptômes de la maladie, un grand nombre guériraient.

II

ACTION THÉRAPEUTIQUE DE L'AIR SUR LES POUMONS.

L'idée de faire absorber des médicaments par les voies respiratoires n'est pas nouvelle. Hippocrate en parle, et dans les thermes romains on faisait usage d'appareils à inhalation pour utiliser les principes médicamenteux de certaines eaux sulfureuses, chlorurées, arsenicales, etc.

Cette méthode est aussi employée de nos jours, puisqu'aux stations thermales de Saint-Honoré, du Mont-Dore, d'Allevard on en fait usage. Ce mode de traitement fut même perfectionné par MM. Sales, Giron, Mandl, Martin Solon, à qui ce dernier donna le nom d'atmiatrie.

M. T. Williams, dans une communication faite à la Société royale de médecine et de chirurgie de Londres (le 14 mai 1888), relate les immenses avantages que les phtisiques retirent des diverses stations des Alpes, des Montagnes-Rocheuses et du sud de l'Afrique, lorsque ces altitudes varient de 1,500 à

2,700 mètres en Engadine, au Colorado, au Maloya.

Tous les jours n'assistons-nous pas aux excellents effets produits chez les phtisiques par l'influence de l'atmosphère marine et l'altitude (Davos, Falkeinstein), à fortiori si nous associons l'oxygène à un gaz antibacillaire.

Du reste, Paul Bert définit ainsi l'absorption respiratoire : « L'appareil respiratoire constitue une des voies les plus puissantes d'absorption, voie toujours en action. Sa surface considérable, sa richesse vasculaire, la minceur de la paroi qui recouvre ses vaisseaux, le brassement continuel que les mouvements de la respiration opèrent dans ses profondeurs, en font sans conteste la partie de l'économie qui réunit au plus haut degré les conditions de perfection comme instrument absorbant. De plus, si l'on réfléchit que le sang qui en sort est le sang [artériel et qu'il s'en va directement et immédiatement porter aux organes les substances dont il s'est chargé dans le poumon, on ne s'étonnera pas de voir l'action de ces substances se manifester avec une soudaineté qu'on a pu quelquefois, avec raison, qualifier de foudroyante (1). »

(1) *Leçons sur la physiologie comparée de la respiration*, 1870, par Paul Bert.

III

LOCALISATION DU TUBERCULE DANS LES POUMONS.

Pour bien comprendre comment se développe le tubercule dans le tissu pulmonaire et pourquoi il est plus facile de l'attaquer par la voie respiratoire, il est important de rappeler son siège anatomo-pathologique. Or, nous ne pouvons mieux faire que de retracer ici la description magistrale de M. le professeur Charcot (1) :

« Le poumon de l'homme est composé : 1° d'un système de tubes ramifiés, destinés à apporter l'air atmosphérique; 2° de sacs respiratoires formant la masse pulmonaire; 3° d'une enveloppe commune, la plèvre; 4° de vaisseaux sanguins et lymphatiques, de nerfs.

« Les bronches sont des conduits ramifiés dans toute leur étendue, depuis la trachée jusqu'à la dernière bronchiole. Les ramifications sont alternes,

(1) *Archives de physiologie normale et pathologique.*

puis dichotomiques et elles se terminent par une
ampoule cloisonnée qui n'est autre que le poumon
primitif du batracien supérieur. Dans ce long trajet,
les bronches correspondent aux divers segments du
poumon, lobes et lobules. Le poumon gauche est
divisé en deux lobes et le poumon droit en trois lobes, séparés les uns des autres, presque jusqu'au
voisinage du hile, par un repli profond de la plèvre.
Chacun de ces lobes est lui-même subdivisé en lobules, distincts surtout sous la plèvre, où leur con-
tour polyédrique se dessine parfaitement. Une lame
de tissu conjonctif mince les sépare et leur donne
une indépendance relative. Chaque lobe a une bronche
indépendante de la bronche du lobe voisin; de
même, chaque lobule a une bronchiole qui ne com-
munique avec celle du lobule voisin que par la bronche qui leur a donné naissance. Chacun de ces
lobules forme une petite masse polyédrique de 1 centimètre de diamètre environ, pénétrée et traversée
dans sa longueur par une petite bronche et ses divisions. Les artères suivent rigoureusement les ramifications bronchiques, pénètrent dans le lobule en
suivant la distribution de la bronche et se ramifient
sous l'épithélium pulmonaire où l'hématose s'accom-
plit. Les vaisseaux lymphatiques se moulent sur les
vaisseaux sanguins et forment avec eux les mêmes
divisions. »

Maintenant, où se produit la néoplasie du tubercule? D'après les anatomo-pathologistes, c'est dans
le point même où la bronche terminale s'abouche

avec les conduits alvéolaires de l'acinus correspondant que se localise le tubercule. On le trouve donc autour de la bronchiole, à sa terminaison, dans l'épaisseur de la paroi et autour de chaque conduit alvéolaire à leur origine.

Le tubercule naît donc dans un lieu fixe qui a été déterminé; c'est invariablement un nodule péribronchique selon l'expression de M. le professeur Charcot, qui va bientôt envahir l'organe de proche en proche. La dégénérescence qu'il opère se fait d'abord remarquer sur les bronchioles voisines qu'il envahit progressivement et dont il entame la cloison. Or, le premier fait qui se produit, c'est une interruption dans la circulation sanguine, d'où entrave à l'apport des principes médicamenteux venant par cette voie; tandis que le noyau tuberculeux reste accessible à l'air, par les orifices des bronchioles qui s'ouvrent à sa surface et produisent une diffusion.

On comprend, dès lors, pourquoi l'air médicamenteux produit encore un effet thérapeutique sur la masse tuberculeuse, tandis que le processus morbide est réfractaire à l'absorption des médicaments qui viennent par le réseau sanguin.

Du moment qu'il est constaté que la masse tuberculeuse peut subir le contact de l'air, nous sommes obligé de reconnaître que c'est la méthode thérapeutique la plus rationnelle à employer pour combattre la tuberculose. Les autres moyens indiqués par l'hygiène sont, il faut en convenir, de puissants auxiliaires, aussi nous leur accordons une grande part dans notre médication ; mais nous insistons particulièrement sur les inhalations.

Que recherche-t-on pour le phtisique? — L'aération. — En effet, c'est la base de la médication, surtout si nous savons employer thérapeutiquement cet air et si nous le rendons antiseptique, antibacillaire.

IV

EFFET ANTIBACILLAIRE DE L'ACIDE FLUORHYDRIQUE
IN VITRO.

Pour mieux établir l'action de l'acide fluorhydrique sur le bacille de la tuberculose, nous diviserons cette étude en trois parties.

Dans la première partie, nous étudierons son action sur les produits tuberculeux *in vitro;* dans la deuxième : *expérimentalement* et dans la troisième : *cliniquement.*

In vitro. — Les expériences du Dr Hip. Martin à ce sujet sont suffisamment connues du monde médical pour que nous évitions de les exposer de nouveau; elles sont reproduites dans le remarquable traité de la phtisie pulmonaire de MM. Hérard, Cornil et Hanot. M. Martin s'est mis dans d'excellentes conditions expérimentales pour déterminer la valeur microbicide de l'acide fluorhydrique. Dans tous les ballons de bouillon glycériné où cet état acide a dépassé la proportion de $\frac{1}{20,000}$, les germes tuberculeux ont été détruits.

Les conclusions seules nous suffisent : « Des faits et des expériences qui précèdent, nous nous croyons autorisés à conclure que l'acide fluorhydrique possède une puissance antiseptique et antibacillaire considérable, et étant donnée la nature parasitaire de la tuberculose, nous ne nous étonnons pas de l'influence favorable qu'il exerce sur cette maladie. »

Le Dr Villemin dans une très intéressante thèse passée à la Faculté de Paris le 15 mai 1888 a voulu savoir quel était le degré de développement du bacille de la tuberculose lorsqu'il avait été soumis à l'action de certains principes médicamenteux. Il étudie successivement une série de 120 corps chimiques dans les conditions suivantes : il consacre six tubes d'agar glycériné, stérilisé au poêle pour chaque substance à étudier, et il introduit dans chaque tube une quantité déterminée de culture de tuberculose confectionnée avec du bouillon de bœuf peptonisé et de la gélose. Dans les deux premiers tubes il fait pénétrer 5 centigrammes de culture; dans les deux autres, 2 centigrammes ; dans le cinquième 1 centigramme et dans le sixième 5 milligrammes. Après avoir reçu les agents à expérimenter, les tubes ont été stérilisés une dernière fois et refroidis de façon à avoir une surface de gélose inclinée, puis déposés dans plusieurs étuves d'Arsonval à régulateur à membrane et chauffées à 38°. La durée d'incubation a été en moyenne de vingt à trente jours. Au bout de ce tumps la classification suivant le degré de développement bactérique de chaque tube a été faite.

Voici les résultats obtenus par les dérivés de l'acide fluorhydrique :

« *Acide hydrofluosilicique*. — L'acide fluorhydrique corrodant le verre, nous avons dû renoncer à son emploi. Nous avons alors expérimenté l'acide hydrofluosilicique qui nous a donné des résultats remarquables. Quinze tubes ont reçu des doses variables de ce produit. Jamais nous n'avons vu la moindre trace de développement.

« *Fluosilicate de potasse*. — Pour éviter à coup sûr de rendre le milieu acide, nous avons essayé un sel alcalin de fluosilicate de potasse. On sait qu'il exige 830 parties d'eau froide pour se dissoudre. — Dans un milieu qui en est saturé, il n'y a pas de culture possible.

« *Fluosilicate de fer*. — Ce sel au contraire est soluble, et quelles qu'aient été les proportions, il a donné le même résultat que le précédent. »

Voilà des faits qui établissent d'une manière péremptoire que même les dérivés de l'acide fluorhydrique sont des antibacillaires de premier ordre.

*
* *

Pour donner plus de poids à notre argumentation, nous allons rapporter les expériences faites par M. le Dr Trudeau de New-York, publiées dans le *Medical News* (mai 88) et mentionnées dans la discussion à l'Académie de médecine (séance du 6 nov. 88).

« *Première série*. — M. Trudeau s'est servi, dans

cette première série, d'une solution fluorhydrique dans l'eau, à des degrés différents de concentration, à 1/100°, 1/200°, 1/400°, 1/800°, 1/1600° qu'il faisait agir sur des cultures tuberculeuses contenues dans des tubes. Ces tubes sont restés stériles; le contenu, inoculé dans le poumon droit à un certain nombre de lapins (douze), n'a déterminé aucune lésion tuberculeuse avec les solutions comprises entre 1/400° et 1/800°. »

Trois tubes témoins se sont couverts de culture de bacilles tuberculeux et leur contenu inoculé à deux lapins a déterminé les lésions de la tuberculose la plus avancée.

« *Deuxième série.* — Dans cette série, les cultures tuberculeuses ont été soumises non plus aux solutions, mais à un air chargé de vapeurs fluorhydriques, après avoir barboté dans un mélange d'une partie d'acide pour trois parties d'eau; les tubes contenant les cultures ainsi modifiées sont restés stériles.

— Les tubes témoins ont, comme dans les expériences de la première série, donné naissance à des cultures de bacilles. »

V

EFFET ANTIBACILLAIRE DE L'ACIDE FLUORHYDRIQUE
EXPÉRIMENTALEMENT.

M. Trudeau poursuit ses recherches.

EXPÉRIMENTALEMENT. — « *Troisième série.* — Avec le contenu de deux tubes renfermant une culture de bacilles tuberculeux, on pratique une inoculation au poumon droit de deux lapins et l'on constate une prolifération bacillaire dans les tubes, en même temps qu'une tuberculose se développe dans les poumons des lapins sacrifiés quarante jours après l'inoculation.

« La culture est soumise à un courant d'air qui a barboté dans une solution d'acide fluorhydrique à un tiers et trois lapins sont inoculés au poumon droit. Le résultat est le suivant : aucune végétation dans les tubes; aucune trace de tuberculose à l'autopsie des lapins, aussi bien dans les poumons que dans les autres organes.

« *Quatrième série.* — Quatre tubes contiennent

une culture tuberculeuse : deux sont conservés comme témoins, deux sont soumis tous les deux jours, pendant dix heures, à un courant d'air qui a préalablement traversé une solution d'acide fluorhydrique à un cinquième ; les bacilles tuberculeux se développent dans les tubes de contrôle, avortent dans les autres tubes ; l'expérience est répétée plusieurs fois avec des dilutions différentes : 1/7°, 1/9°, 1/16°, 1/30°, 1/50°. La limite de l'efficacité a été atteinte à 1/50°. Des cultures abondantes apparaissent après une seule application d'air ayant passé à travers cette faible dilution, tandis qu'une culture presque imperceptible se montre lorsque l'expérience a été répétée trois fois. Les autres tubes restent stériles, de même que de nouvelles cultures faites avec ces tubes.

« *Cinquième série*. — Les expériences de cette série établissent de la manière la plus évidente que, sous l'influence des vapeurs d'acide fluorhydrique, les bactéries de la putréfaction sont détruites, tandis qu'elles se développent dans les tubes témoins. L'auteur insiste sur ce fait, la putréfaction jouant, selon lui, un rôle important dans les progrès de la phtisie.

« *Sixième série*. — Quatre lapins sont inoculés au poumon droit et à la partie interne de l'œil droit ; deux sont soumis chaque jour à des inhalations de vapeur d'acide fluorhydrique (solution au cinquième) tandis que deux autres sont gardés comme témoins. On note les résultats suivants : du côté de la cornée et de l'iris, aucune différence appréciable. — Du côté des poumons on constate chez les deux lapins témoins sacrifiés au bout de cinq semaines les apparences ordinaires d'une tuberculose pulmonaire avancée; les tubercules sont disséminés sur la plèvre entière et envahissent à beaucoup d'endroits le parenchyme pulmonaire; le lobe moyen de cet organe qui a été percé par l'aiguille est presque complètement solidifié; plusieurs masses caséeuses existent sous la plèvre et au niveau des sections pratiquées dans le tissu pulmonaire; des dépôts tuberculeux se rencontrent également dans le lobe inférieur du poumon.

« L'un des lapins soumis à l'inhalation a souffert de symptômes diarrhéiques vingt-quatre jours après l'inoculation et est mort le lendemain. L'abdomen était rétracté, les intestins congestionnés, mais on ne trouvait aucun tubercule dans la cavité abdominale. L'ouverture de la poitrine permit de constater des tubercules à la surface viscérale et pariétale de la plèvre droite. Un petit nombre subissait la transformation caséeuse. Des sections faites dans le poumon ne laissent apercevoir ni solidification, ni tubercule, ni caséification nulle part, excepté dans le voisinage immédiat du point d'inoculation au lobe moyen, autour duquel il existe un peu d'induration. A la distance de quelques millimètres de ce point, le tissu pulmonaire présente un aspect normal.

« Le second lapin s'est maintenu en excellent état, et a été sacrifié au bout de cinq semaines; comme les lapins témoins, l'autopsie de ce lapin diffère peu de celle de son compagnon : mêmes lésions pleurétiques, quelques tubercules à une plus grande distance du siège de l'inoculation; rien au lobe inférieur. »

*
* *

MM. Grancher et Chautard, dans une communication faite à la Société de biologie (le 3 juin 1888), déclarent qu'à la suite d'une série d'expériences, faites sur des lapins, pour étudier les effets de l'acide fluorhydrique sur les cultures de la tuberculose, ils avaient constaté que ce médicament diminuait la virulence du bacille, mais ne le tuait pas.

M. Grancher soumet des cultures de bacilles de la tuberculose à un courant d'air fluorhydrique saturé à 40 p. 100, à 60 p. 100, à 80 p. 100, et enfin par de l'acide pur du commerce.

Le 7 mars six lapins reçoivent chacun dans la veine de l'oreille 1 centimètre cube de cette culture de tuberculose. Les deux témoins sont inoculés avec de la culture qui n'a pas subi l'influence de l'acide fluorhydrique, ils meurent au bout de 13 jours. Le lapin inoculé avec de la culture traversée par un courant d'air chargé de 40 p. 100 d'acide fluorhydrique meurt au bout de 26 jours. Le lapin inoculé avec de la culture traversée par un courant d'air chargé de 50 p. 100 d'acide fluorhydrique meurt au bout de 27 jours; le lapin inoculé avec de la culture traversée par un courant d'air chargé de 80 p. 100 d'acide fluorhydrique meurt au bout de 40 jours, et le lapin inoculé avec de la culture traversée par un courant d'air chargé d'acide fluorhydrique pur n'est pas encore mort le 58ᵉ jour. Sacrifié, sa rate, son foie, ses poumons, contiennent des tubercules miliaires, et M. Grancher de conclure que l'acide fluorhydrique diminue la virulence du bacille, mais ne le tue pas.

Cette expérience, à notre avis, pèche par deux points : le premier, c'est que la pipette Pasteur dont s'est servi M. Grancher ne permet pas au jet d'air qui la traverse un barbotage suffisant ; le récipient est trop petit ; le jet d'air écarte le liquide, tasse les molécules les unes sur les autres, se fait un sillon, passe et n'est en contact qu'avec une certaine partie du liquide ; en second lieu, l'inoculation intraveineuse est certainement un très bon moyen, lorsqu'on veut étudier l'action d'un médicament dans l'économie, et encore toutes les opinions ne sont pas les mêmes à ce sujet ; mais dans l'étude de la tuberculose, il a l'inconvénient de déterminer une infection tellement rapide et généralisée, que l'introduction d'une très faible quantité de bacilles suffirait, par cette voie, à déterminer la mort, et il ne faudrait pas conclure que le médicament n'a pas d'influence. Un autre procédé opératoire plus rationnel eût été meilleur : imbiber un tampon d'ouate, non pas de culture de bacilles, mais de crachats bacillaires, le soumettre dans un tube en gutta-percha à un courant d'air fluorhydrique, puis le laver ; inoculer le liquide non pas dans la veine de l'oreille, mais l'injecter dans la trachée, dans le tissu sous-cutané ou dans le parenchyme pulmonaire ; procédés employés du reste par MM. Trudeau, Jaccoud, Gilliard et dont les résultats, signalés dans le corps de cette communication, sont opposés à ceux de M. Grancher.

★
★ ★

Le Dr Gilliard, dans une thèse très bien faite passée à la Faculté de médecine de Paris, le 6 décembre dernier, vient encore confirmer notre manière de voir : que l'acide fluorhydrique est un antibacillaire.

Voici ce que nous lisons à la page 23 : « Nous avons inoculé sous l'oreille des lapins, avec des crachats frais, provenant de malades *traités depuis longtemps par les inhalations d'acide fluorhydrique. Les crachats renfermaient des bacilles. Les lapins ne sont pas devenus tuberculeux*, même au bout de trois mois. Jamais ils n'ont présenté de fièvre ni de perte d'appétit ; leur poids a augmenté. A l'autopsie, nous n'avons trouvé de tubercules ni dans le foie, ni dans la rate, ni dans les poumons ou le péritoine. D'autres lapins ont été soumis à plusieurs reprises à des pulvérisations de crachats tuberculeux traités et renfermant des bacilles.

« Après deux mois, résultat nul. Nous leur avons alors inoculé, sous l'oreille, des fongosités d'une tumeur blanche du genou et renfermant des bacilles. Depuis cette époque, les lapins présentent chaque soir de la fièvre et maigrissent. Nous nous servons d'acide pur pour les inhalations, et nous ne doutons pas que les bacilles soient modifiés dans leur virulence. »

Le fait est donc indiscutable aujourd'hui, et il est reconnu par les expériences les plus démonstratives que l'acide fluorhydrique empêche la prolifération du bacille de la tuberculose ; nous allons voir maintenant comment il se comporte au point de vue clinique et comment il agit sur les malades.

*
* *

M. le professeur Jaccoud, dans une communication faite à l'Académie de médecine, le 30 octobre dernier, nous informe qu'il a recherché l'action de l'acide fluorhydrique sur le bacille de la tuberculose par plusieurs expériences. Il se sert à cet effet de crachats de phtisiques, qu'il soumet pendant quarante-cinq minutes à l'action directe de vapeurs d'une mixture d'acide fluorhydrique et d'eau, et injecte ce produit tuberculeux dans le tissu sous-cutané dorsal de plusieurs cobayes.

Lorsqu'il n'a fait agir sur ces crachats qu'une solution de 10 p. 100, de 25 p. 100, de 50 p. 100 ou même de 100 p. 100 d'acide fluorhydrique, il n'arrive pas à modifier suffisamment ces crachats pour les empêcher de déterminer la tuberculose chez les animaux où il l'inocule ; mais s'il les modifie par un courant d'air qui a traversé une couche d'acide fluorhydrique pur, il ne trouve à l'autopsie, trois mois et demi après, aucune trace de tuberculose chez ces animaux.

L'expérience, quoique concluante, n'a pas cependant convaincu M. le professeur Jaccoud, car, dit-il, on ne peut songer à introduire l'acide fluorhydrique pur dans l'organisme vivant !

Cependant, c'est le procédé que nous employons pour donner des inhalations à nos malades, parce que c'est celui qui nous donne les meilleurs résultats, sans le moindre inconvénient pour les malades. Il exige une grande surveillance et demande certaines précautions, comme l'emploi, du reste, de tout médicament énergique.

VI

EFFET ANTIBACILLAIRE DE L'ACIDE FLUORHYDRIQUE CLINIQUEMENT.

Dans cette troisième partie expérimentale, les faits abondent, mais les résultats varient en raison non seulement de l'état des malades, de l'étendue et de la profondeur de leurs lésions, mais aussi suivant le mode de traitement employé.

L'acide fluorhydrique est loin d'être une panacée de la tuberculose ; c'est un agent thérapeutique doué de propriétés antiseptiques et antibacillaires incontestables, mais qui ne produit ces effets que dans certaines conditions physiologiques.

Si ce médicament n'agit qu'en introduisant au contact des vésicules pulmonaires un principe thérapeutique, il faut que la voie respiratoire soit libre et que le tissu absorbe ; il faut aussi que le malade soumis à ce mode de traitement ait une certaine aptitude à se réparer et ne soit pas arrivé à un degré de déchéance organique tel, qu'il n'y ait plus chez lui qu'une vitalité insuffisante. Malheureusement, beaucoup de cliniciens, désespérés de leurs malades, ayant usé de tous les médicaments préconisés pour combattre ces affections pulmonaires, essayent *in extremis* des inhalations fluorhydriques; leurs tentatives, dans ces cas, sont vaines et ils décrient le médicament comme impuissant à entraver les lésions pulmonaires qu'ils essayent de conjurer.

Nous allons passer en revue les opinions des différents médecins qui ont eu recours à ce mode de traitement, et nous indiquerons les causes de leurs mécomptes.

*
* *

MM. Moreau et Cochez, au congrès d'Oran pour l'avancement des sciences, présentent une statistique de quarante-cinq tuberculeux avec cavernes, chez lesquels ils ont obtenu vingt-huit améliorations, c'est-à-dire une diminution de la fièvre, des sueurs nocturnes, de la toux, mais une augmentation de l'expectoration, de l'appétit et par conséquent un accroissement du poids. Ce médicament, disent-ils, agit en excitant l'appétit, en modifiant la nature des sécrétions bronchiques, et comme microbicide sur les bacilles de Koch; non pas sur les bacilles interstitiels, qui vivent dans la trame même du tissu pulmonaire; ceux-là, il ne peut les atteindre, mais sur les bacilles libres, pullulant dans la sécrétion bronchique et dans le contenu des cavernes. En s'opposant à la multiplication de ceux-ci et à la production des ptomaïnes qu'ils peuvent élaborer, il enlève aux malades une des causes d'infection et d'étiolement; il les met dans des conditions meilleures pour résister aux bacilles interstitiels (1).

Ces résultats auraient pu être meilleurs, mais il faut tenir compte des sujets sur lesquels le médicament a été expérimenté. Tous ont été choisis dans les hôpitaux, or nous savons à quel degré de misère physiologique ces malheureux phtisiques arrivent à l'hôpital. Chez la plupart d'entre eux, le poumon n'absorbe plus, la capacité respiratoire tombe à des chiffres infimes (1 litre, 1 demi-litre même); le plus grand nombre a de la résorption purulente; les fonctions de nutrition sont anéanties. Puis, quelle dose d'acide fluorhydrique y avait-il dans l'air? La saturation n'a pas dû être suffisante.

Dans ces conditions défectueuses, on ne pouvait pas obtenir de très bons résultats et l'acide fluorhydrique ne pouvait produire qu'un effet palliatif, c'est du reste ainsi qu'il a agi.

L'acide fluorhydrique, quand il ne peut pas guérir, soulage toujours le tuberculeux et c'est déjà quelque chose; du reste, pour le répéter avec M. Hérard, « quel est le praticien qui n'a pas éprouvé de cruels mécomptes avec les médications les plus prônées dans une maladie si rebelle, d'allures différentes, dans laquelle les améliorations,

(1) *Études expérimentales et cliniques sur la tuberculose*, t. II, p. 278.

les réparations de tissu marchent avec une lenteur si désespérante? L'huile de foie de morue, l'arsenic, la créosote, le tannin, réussissent-ils toujours? Et cependant, ne sont-ce pas des moyens puissants dont l'efficacité, malgré de fréquents insuccès, ne saurait être contestée? » (*Loc. cit.*)

*
* *

M. le professeur Lépine (de Lyon) a voulu aussi étudier les effets de l'acide fluorhydrique sur quelques phtisiques de son service d'hôpital et dans une de ses cliniques médicales de février dernier, il disait : « Sept malades ont été choisis parmi des tuberculeux bien avérés, du premier au deuxième degré et même au troisième degré, et soumis aux inhalations fluorhydriques, suivant la méthode préconisée par M. Hérard pendant trois ou quatre semaines. Un de ces derniers portait même une caverne à son entrée et avait une fièvre assez vive. Chez cinq d'entre eux, il y a eu une augmentation de poids fort notable (de 1 à 4 kilog.). Chez ces cinq malades, il y a eu un amendement réel des signes physiques, ainsi qu'un retour de l'appétit et une diminution de la dyspnée. »

En somme, M. le professeur Lépine, sans considérer l'acide fluorhydrique comme un moyen de guérir la majorité des phtisiques, déclare cependant que ce médicament mérite d'être expérimenté, car les résultats qu'il a donnés ne sont pas trop décourageants.

Le reproche que nous ferons à cette communication, c'est de ne reposer que sur un si petit nombre de malades et surtout de n'avoir employé le traitement que si peu de temps. (Ce n'est pas en trois ou quatre semaines qu'on arrive à modifier favorablement une diathèse tuberculeuse.) Si ces malades eussent été moins déprimés par les lésions qu'ils portaient, la médication fluorhydrique aurait donné de meilleurs résultats ; mais à Lyon comme à Paris, les phtisiques qui entrent à l'hôpital sont généralement dans un triste état, et alors on ne peut demander qu'une amélioration, c'est ce qui a été obtenu. Les modifications sont en rapport avec la durée du traitement.

*
* *

Dans une des réunions de la Société médicale de Reims (février 1887), une discussion s'était engagée entre plusieurs orateurs, au sujet de l'acide fluorhydrique. M. Chevy, avec toute la compétence qu'il a acquise pour ce médicament, signalait son efficacité dans le traitement de la tuberculose pulmonaire et faisait constater que les tuberculeux soumis à ce traitement augmentaient de poids, acquéraient une capacité spirométrique plus grande et s'amélioraient au point de vue général et local.

M. Hoel mentionnait les bons effets qu'il en avait obtenus dans la coqueluche et la diphtérie.

M. Filoy, dans la tuberculose pulmonaire également.

* *

Dans la *Revue médicale de la Suisse romande* du 20 août 1888, on peut lire le compte rendu des recherches de M. Gœtz, médecin de l'hôpital cantonal de Genève, sur l'acide fluorhydrique dans le traitement de la tuberculose pulmonaire :

« Trente malades ont été soumis pendant quatre mois au traitement ; ils avaient été choisis autant que possible parmi les tuberculeux améliorables, sinon curables ; comme remèdes, ils prenaient, en outre, de l'huile de foie de morue et du vin de quinquina. Il y a eu dix-neuf améliorations manifestes ; trois états stationnaires ; trois aggravations ; cinq décès. La totalité des améliorations s'est produite sur des cas peu avancés : tuberculeux au premier et au deuxième degré, avec infiltration et souvent ramollissement d'une plus ou moins grande étendue du parenchyme. Les résultats ont été nuls ou très passagers dans les cas plus avancés avec ulcérations et cavernes. Un des premiers résultats du traitement fluorhydrique, c'est le retour de l'appétit et l'augmentation du poids ; beaucoup de malades sortent de la cabine ayant faim. La suppression des transpirations est aussi rapide ; la fièvre est moins influencée. En ce qui concerne les symptômes pulmonaires, on constate tout d'abord l'atténuation de la dyspnée ; l'expectoration, plus abondante et plus facile au début, a deux fois disparu complètement ; la toux est à peine modifiée ; la diarrhée persiste (1). »

Là, encore, ce sont des tuberculeux épuisés par la maladie, et bien que M. Gœtz les ait choisis parmi les moins malades, malgré leur mauvais état, les résultats sont encore assez satisfaisants.

Il nous dit qu'il a fait traverser son courant d'air dans un vase en gutta-percha contenant de l'acide fluorhydrique et de l'eau en parties égales. A notre avis, le degré de concentration de l'acide fluorhydrique n'a pas été suffisant, et nous sommes convaincu que les effets eussent été plus curatifs, si la saturation eût été plus forte.

*
* *

MM. Sciolla (de Gênes) et Araras (de Catane), dans le congrès de la Société italienne de médecine interne, tenu à Rome du 20 au 23 octobre 1888, font part des bons effets qu'ils ont obtenus par les inhalations d'acide fluorhydrique et confirment les résultats qui ont été signalés par M. Hérard dans le rapport qu'il a lu l'année dernière à l'Académie de médecine, c'est-à-dire une amélioration de l'appétit, et par conséquent une augmentation de plusieurs kilogrammes dans le poids du corps ; la disparition de la fièvre et des sueurs nocturnes et une amélioration notable de l'état local et général. La dyspnée, au bout de quelques inhalations, avait cessé. Jamais

____

(1) *Semaine médicale* du 12 septembre 1888.

le traitement fluorhydrique n'a provoqué d'hémoptysies ni de phénomènes fâcheux. La présence de
l'acide a été constatée dans les urines des malades (1).

*
* *

M. Gilliard, outre ses conclusions personnelles,
qui sont favorables au traitement fluorhydrique, rap-
porte dans sa thèse le passage suivant : « En Alle-
magne, M. Gager a expérimenté la méthode. Le
Deutsche medicinische Wochenschrift du 19 juillet 1888
donne le résultat de ses recherches. Phénomènes
physiologiques observés : douleurs et démangeaisons
dans le nez, sécrétion de la muqueuse nasale ; rhume
durant quelques jours après les inhalations ; douleurs dans le larynx et la poitrine. Quelquefois les
malades ont été pris de toux et ont présenté des filets
de sang dans les crachats en sortant des cabines.
Dans un cas, il y a eu de la céphalalgie ; dans deux
autres, des épistaxis ; notable augmentation de l'appétit et du poids. Voici, d'ailleurs, le résumé de ses
conclusions : dans cinq cas, M. Gager a observé la
disparition des bacilles et en même temps une notable amélioration des signes physiques. Dans sept
autres cas, amélioration plus ou moins grande des
signes physiques, malgré la persistance des bacilles.
Dans douze cas, augmentation de poids avec persistance des signes physiques. Dans six cas, disparition

(1) *Semaine médicale*, 26 octobre 1888.

des bacilles et des signes physiques, pas d'augmentation de poids. Dans onze cas, augmentation du poids, l'état local et l'état général n'étant pas modifiés. Trois de ses malades avaient de la fièvre; chez l'un d'eux les bacilles et la fièvre disparurent; la fièvre diminua chez un autre. Dans un cas, diminution dès sueurs. Les maladies du larynx seraient des contre-indications au traitement. En résumé, M. Gager confirme les bons résultats obtenus par MM. Seiler, Garcin, Hérard et Lépine; jamais les inhalations n'ont amené d'accidents fâcheux.

. . . .

« M. Quénu a obtenu des résultats brillants en pansant des tuberculoses des parties molles avec l'acide fluorhydrique. Il applique des tampons d'ouate hydrophile sur les surfaces malades. Il a ainsi guéri rapidement des malades traités sans résultats par tous les autres agents. Les tuberculoses des parties molles guérissent très bien, mais les tuberculoses osseuses n'ont donné à M. Quénu que des résultats incomplets. »

*
* *

Comme nous venons de le démontrer, presque tous les cliniciens qui se sont adressés à l'acide fluorhydrique pour combattre la tuberculose pulmonaire ont été satisfaits des résultats obtenus, car les malades soumis à cette médication ont éprouvé une amélioration dans l'ensemble de leurs symptômes. Mais comme on le comprendra, l'acide fluorhydrique agit d'une manière assez complexe : *in vitro*, il agit directement sur le bacille en le rendant inoffensif ; expérimentalement en l'empêchant de se reproduire et cliniquement en modifiant le terrain sur lequel il végète et aussi en entravant sa prolifération. Et si certains médecins, retrouvant encore des bacilles dans l'expectoration de leurs tuberculeux soumis à l'influence de l'acide fluorhydrique, lui refusent une action antibacillaire, c'est qu'ils ne disparaissent pas sous l'influence de cet agent, ne se dissolvent pas, mais deviennent simplement des corps étrangers, inertes, incapables de se reproduire, et inoffensifs par conséquent pour le milieu dans lequel ils continuent à vivre ; ils restent dans les crachats à l'état de stérilité, comme le prouvent du reste les expériences du Dr Gilliard.

Nous trouvons à ce sujet une définition trop précise de cette modification du bacille, dans l'ouvrage de M. le professeur Bouchard (1) pour ne pas la rapporter ici : « On nous objecte que nous ne pouvons tuer les bactéries pathogènes sans tuer les cellules du malade. Mais ce que nous proposons, ce n'est pas tant d'aller tuer les microbes au sein de l'organisme, que d'entraver leur multiplication. Autre chose est de tuer un individu, autre chose de le rendre infécond. J'emprunte un exemple convaincant à la botanique. Un palmier de Biskra, qui se

____

(1) *Leçons sur les auto-intoxications dans les maladies*, p. 213.

couvre de fruits destinés à mûrir quand il croît à la
limite du désert, peut bien vivre dans les serres du
Muséum, mais n'y donnera jamais de fruits capables
de le reproduire; il ne le fera pas même à Alger.
Ainsi une simple modification de milieu, tout en
laissant aux organismes végétaux leur intégrité
vitale et toute leur énergie, peut les rendre incapables de se multiplier. Le liquide d'une culture char-
bonneuse inoculé à des moutons de Beauce les fera
mourir tous ; mais que des moutons de cette même
race soient transportés en Algérie, et qu'on les
inocule avec la même culture, 19 inoculations reste-
ront stériles sur 20. Ce qui est vrai pour les grands
végétaux l'est donc aussi pour les petits. »

L'opinion de M. Duclaux est également intéressante à noter : « On ne peut guère espérer aller au
delà, et les tuer (les microbes) par un traitement
quelconque. Mais ils n'ont pas besoin, nous le savons, de mourir pour devenir inoffensifs ; vie et
virulence ne sont pas synonymes (1). »

(1) Duclaux, *Le microbe et la maladie*, p. 249.

VII

Si nous tenons compte des expériences faites par
Duclaux sur le choix du terrain d'évolution et de
prolifération des microbes, nous voyons que les
parasites végétaux sont soumis à mille vicissitudes
qui suspendent, annulent leurs fonctions, suivant le
milieu dans lequel ils sont plongés.

Ceux qui appartiennent au règne végétal, ayant
besoin comme tous les végétaux d'acide carbonique,
prolifèrent avec d'autant plus de vigueur, que le
terrain d'évolution dans lequel ils vivent en est
plus ou moins saturé.

Les parasites animaux, au contraire, recherchent
un terrain chargé de matériaux azotés et par conséquent alcalin.

Si, d'une autre part, nous admettons que l'hypo-
acidité organique retarde les oxydations physiologiques de l'économie, comme le dit M. le professeur
Bouchard, tandis que l'hyperalcalinité les favorise,

nous constatons qu'en effet, en acidifiant les milieux dans lesquels vivent les bacilles de la tuberculose, nous entravons leur prolifération et arrêtons même complètement leur vitalité, lorsque l'acidité arrive à un certain degré.

Du reste l'analyse des urines des tuberculeux nous prouve qu'il existe chez eux une hypo-acidité et de plus une hyper-chlorurie.

Le même état pathologique s'observe aussi chez certains diabétiques; or, nous savons dans quelle proportion ils deviennent tuberculeux ; tandis que l'inverse a lieu chez l'arthritique, sujet plus résistant à l'invasion bactérienne tuberculeuse.

C'est qu'en effet la diathèse hyper-acide ralentit les échanges organiques généraux, c'est-à-dire diminue les pertes de l'économie, tandis que la diathèse hypo-acide les favorise et constitue une véritable déchéance organique.

Ne voyons-nous pas tous les jours la diarrhée verte des enfants à la mamelle céder aux lavages d'acide lactique; la tuberculose entravée dans sa marche envahissante par l'usage de l'acide tannique; et n'est-il pas reconnu que les chiens sont, des animaux domestiques, les moins sujets à la tuberculose, probablement parce que leurs sécrétions et leurs déjections sont plus acides que chez les autres animaux ?

L'hyper-chlorurie constatée dans les urines des tuberculeux a été signalée par M. Gautrelet, dans une séance de la Société médico-pratique du

26 mars 1888; mais il faut reconnaître que le traitement fluorhydrique diminue considérablement le chiffre des chlorures dans les sécrétions urinaires des tuberculeux en cours de traitement, diminution qui peut varier de 1 à 70 p. 100 d'écart.

Le choix du terrain est donc le point essentiel pour l'évolution du bacille, car si, en effet, le choix du terrain ne jouait pas un si grand rôle dans l'évolution du bacille, l'humanité entière serait contaminée, vu le grand nombre de microbes que nous absorbons chaque jour.

Donc le bacille ne s'implante dans l'organisme que lorsqu'il trouve une composition de terrain favorable à sa culture.

Connaissant son milieu favori alcalin, constatant précisément cette tendance des tuberculeux à perdre son acidité physiologique, nous devons faire tous nos efforts pour lui reconstituer son terrain de défense, en l'acidifiant et en le chlorurant; c'est ce qui explique pourquoi M. le professeur Potain préconise le chlorure de sodium à ses tuberculeux.

L'acide fluorhydrique remplit parfaitement ce double but. Non seulement par son principe il est acide, mais encore par les effets qu'il produit sur les malades, il conserve dans l'économie la quantité de chlorure que nous devons avoir normalement; car d'après les expériences auxquelles nous nous sommes livré, nous avons constaté que les phtisiques soumis aux inhalations fluorhydriques *ont toujours eu leurs sécrétions et leurs excrétions augmentées en acidité, diminuées en chlorure*, au bout d'un certain nombre de jours de traitement fluorhydrique, et cette modification du terrain coïncidait avec une amélioration des symptômes généraux et locaux, ainsi qu'avec une diminution dans le nombre des bacilles.

Jusqu'à présent les opinions médicales étaient partagées : tandis que les cliniciens accordaient une certaine valeur au traitement fluorhydrique dans la tuberculose, en raison des améliorations constatées, certains anatomo-pathologistes lui refusaient tout crédit, parce qu'ils retrouvaient dans l'expectoration des tuberculeux des bacilles, après le traitement fluorhydrique.

Il était indispensable, pour résoudre ces problèmes, de pouvoir étudier la biologie du bacille, afin d'observer les modifications que tel ou tel agent chimique pouvait lui faire subir ; mais jusqu'à présent nous n'avions jamais vu le bacille de Koch que coloré par la méthode d'Erlich, c'est-à-dire tué par l'aniline et séché sur une lamelle chauffée, et par conséquent il n'avait jamais été vu vivant.

Les recherches récentes de M. Gautrelet sur les urines des tuberculeux, au point de vue uroséméiologique et micrographique, viennent de résoudre ce problème, et lui ont permis de constater un fait d'une très grande importance (lorsque ces urines appartiennent à des tuberculeux ayant des lésions rénales et également fébricitants), c'est que le bacille rectiligne de Koch se colorait suffisamment dans une urine fortement pigmentée et prenait une teinte jaune brun, qui lui permettait d'être vu au microscope, à l'état vivant. Or, dans cet état physiologique pour ainsi dire, le bacille est animé d'un mouvement d'oscillation autour de son grand axe.

A l'aide d'une solution composée de :

Urobiline	1 gramme.
Alcool	30 grammes.
Glycérine....................	20 —
Eau distillée...................	10 —

M. Gautrelet put facilement poursuivre ses recherches et essayer la coloration à froid du bacille de Koch dans la culture de tuberculose.

A cet effet une mince parcelle de culture fut étalée sur une lamelle de verre, et une goutte de cette solution colorante fut déposée par dessus. Au bout d'une heure, l'excès du liquide fut absorbé par un petit fragment de papier buvard et la lamelle soumise à l'examen micrographique. Les bacilles rectilignes, colorés en jaune brun comme par le brun Bismark, apparaissent dans la préparation doués de certains mouvements.

Pour rechercher ensuite l'action de l'acide fluorhydrique sur cette culture de tuberculose, M. Gautrelet imbibe un certain nombre de bandelettes de papier buvard avec le liquide de cette culture et les suspend dans une boîte close de 50 centimètres cubes à côté d'un vase en gutta-percha contenant environ 50 grammes d'acide fluorhydrique pur du commerce (répandant par conséquent des vapeurs à l'air), pendant une heure. Après ce laps de temps, les bandelettes ont été lavées à l'eau distillée ; une gouttelette de ce liquide étalée sur une lamelle est recouverte de la solution colorante ; puis, après un contact d'une heure, le liquide en excès est absorbé, comme dans la première opération par du papier buvard, et on constate qu'après cette exposition aux vapeurs fluorhydriques les bacilles sont inertes et absolument à l'état de cadavres. Nous sommes donc en droit de conclure que l'acide fluorhydrique est bien un antibacillaire, comme nous l'avions dit dans notre communication à l'Académie de médecine (1).

(1) Gautrelet, Documents pour servir à l'étude du traitement de la tuberculose par l'acide fluorhydrique, *Société de médecine pratique*, séance du 7 février 1889.

VIII

OBSERVATIONS CLINIQUES.

Le cadre de cet opuscule ne nous permet pas de
publier toutes nos observations; mais nous croyons
que la meilleure manière de faire apprécier le traitement fluorhydrique, c'est de mettre sous les yeux
du lecteur quelques faits qui démontrent les modifications apportées dans les lésions pulmonaires par
les inhalations.

C'est pour cette raison que nous avons pris au hasard une série de vingt cas de tuberculose pulmonaire,
aux premier, deuxième et troisième degrés, pour les
faire paraître dans notre publication. Les lésions que
nous avons eu à combattre ont été souvent d'un pro-
nostic très grave et cependant elles se sont toujours modifiées sous l'influence du traitement fluorhydrique.

Du reste, les faits en diront plus que les appré-
ciations que nous pourrions émettre à ce sujet.

Iʳᵉ OBSERVATION. — Le 29 novembre 1887, M. B...,
vingt-six ans, commence le traitement. Il nous

déclare qu'à la suite d'une pneumonie datant de quatre ans, il a perdu chaque jour ses forces; une toux très pénible et très fréquente, accompagnée d'expectoration assez abondante, l'empêche de se livrer à aucun travail. L'appétit est à peu près nul; de temps en temps il a des sueurs nocturnes.

L'auscultation donne les résultats suivants : les deux sommets en avant et en arrière ont des râles crépitants et sous-crépitants très forts, sur une étendue d'environ trois travers de doigt, sans matité. L'analyse des crachats fait constater la présence d'un certain nombre de bacilles. La capacité thoracique donne 2 litres au spiromètre et le poids du corps, 128 livres.

Du 29 novembre au 12 mars 1888, il prend 60 inhalations.

Le 29 décembre (20ᵉ inh.), les râles humides sont sensiblement diminués sous la clavicule droite; en arrière du même côté, quelques râles sibilants remplacent les râles humides. A gauche la réparation est moins accentuée, cependant les râles semblent moins forts.

L'appétit est meilleur, la toux moins fréquente, mais l'expectoration est tout aussi abondante.

Le 31 janvier (40ᵉ inh.), le sommet gauche présente en avant et en arrière encore quelques râles humides; mais à droite ils sont complètement remplacés par des râles sibilants. Amélioration sensible de l'état général.

Le 13 février (50ᵉ inh.), les râles humides n'existent plus aux deux sommets; à droite, râles sibilants en arrière et en avant; à gauche, faiblesse du murmure vésiculaire, pas de râles. L'appétit est revenu, l'expectoration rare ainsi que la toux.

Le 12 mars (60ᵉ inh.), les râles sibilants persistent au sommet droit; à gauche, souffle tubaire, faiblesse du murmure vésiculaire.

L'irrégularité du traitement n'a pas permis aux réparations de se faire d'une manière assez complète, cependant les crachats ont moins de bacilles; le poids du corps a augmenté de 4 livres, et la capacité thoracique est de 3 litres. En somme, ce cas peut être considéré comme très amélioré.

IIᵉ Observation. — Le 5 décembre 1887, une petite sœur des pauvres, âgée de trente-deux ans, malade depuis huit ou dix mois, toussant, amaigrie, pâle, vient réclamer nos soins.

En arrière, le poumon droit est envahi, du sommet à la base, de râles humides; en avant, les râles se localisent sous la clavicule.

Le poumon gauche n'a que de la respiration exagérée, pas de râles.

Les fonctions digestives se font bien, les nuits sont bonnes et la malade ne tousse que deux ou trois fois pendant son sommeil; elle n'a pas de sueurs.

Du 5 décembre au 16 mars, elle prend 50 inhalations. Son poids, au début du traitement, est de 97 livres; sa capacité thoracique est de 2 litres; l'examen des crachats donne des bacilles en assez grand nombre.

Le 27 janvier (20ᵉ inh.), le teint est plus coloré, l'expression de la physionomie a complètement changé, l'appétit est bien meilleur. Les râles humides s'arrêtent à l'angle de l'omoplate et dans le bas du poumon, on perçoit de la respiration soufflante.

Le 24 février (35ᵉ inh.), les râles se localisent dans la fosse sus et sous-épineuse; au-dessous, jusqu'au tiers moyen, râles sibilants. En avant, à droite, râles humides très légers, mais augmentant lorsqu'on fait tousser la malade.

Ne tousse plus, expectore très rarement et mange de très bon appétit, aussi les couleurs reviennent rapidement.

Le 16 mars (50ᵉ inh.), les râles crépitants du sommet droit ont fait place aux râles sibilants; au-dessous, respiration soufflante, mais pas de râles ni humides ni secs. En avant, du même côté, respiration faible. A gauche, rien de pathologique.

L'expectoration n'existe plus, la toux s'est arrêtée; la capacité thoracique atteint aujourd'hui 2 litres 500 centimètres cubes et le poids du corps a gagné 11 livres depuis le début du traitement. Les bacilles sont très rares; sur dix préparations nous n'en trouvons que deux qui en contiennent.

IIIᵉ OBSERVATION. — Le 6 décembre 1887, M. D... commence le traitement fluorhydrique. Il est âgé de dix-sept ans, d'une forte constitution, né de parents bien portants. En mai 1887, il fut pris d'une première hémoptysie et d'une deuxième en octobre de la même année qui a duré quatre jours. Malgré ces symptômes graves, l'appétit est conservé, la toux est peu fréquente, les nuits sont bonnes et l'état général est assez bien conservé.

L'auscultation révèle les lésions suivantes : tout le poumon gauche, du sommet à la base, est congestionné; râles humides dans toute l'étendue; matité au sommet, submatité à la partie moyenne.

Le poumon droit n'a que de la respiration soufflante, pas de râles, pas de matité.

L'analyse des crachats fait constater peu de bacilles dans l'expectoration.

La capacité thoracique marque 2 litres 500 centimètres cubes, et le poids du corps est de 150 livres.

Du 6 décembre 1887 au 17 mars 1888, il prend 84 inhalations.

Jusqu'au 11 janvier, c'est-à-dire jusqu'à la 33e inhalation, les râles ne s'étaient nullement modifiés; l'état général relativement bon au début du traitement s'était maintenu, mais pas d'amélioration dans les signes locaux.

Le 19 janvier (40e inh.), les râles humides ont presque disparu dans les deux tiers inférieurs du poumon gauche et se localisent dans le tiers supérieur.

Le poumon droit n'a plus de respiration soufflante et le murmure vésiculaire est très sensible.

Au 14 février (60e inh.), même état.

Au 1er mars (70e inh.), le poumon gauche n'a plus

de râles humides que sous la clavicule, et même ils ne se perçoivent qu'après la toux provoquée.

Bruits de souffle en arrière, dans la fosse sus et sous-épineuse; la matité persiste au sommet.

Sous l'influence du traitement, l'état général s'améliore chaque jour, l'appétit est excellent, le malade a augmenté de 8 livres depuis le commencement du traitement.

Le 17 mars, à la 84e inhalation il n'existe plus sous la clavicule gauche que des râles ronflants, pas de râles humides. En arrière, faiblesse du murmure vésiculaire ainsi que dans toute la surface du poumon, mais pas le moindre râle sec ou humide.

L'analyse des crachats donne peu de bacilles; la capacité thoracique est à 3 litres 200 centimètres cubes et le poids du corps à 162 livres.

IVe OBSERVATION. — M. B..., âgé de trente-quatre ans, à la suite de pleurésies à droite, dont la première débuta en 1876, remarqua que ses forces diminuaient chaque jour; la toux était très fréquente, s'accompagnait de dyspnée et ayant fait examiner ses crachats, il fut reconnu bacillaire et nous fut adressé par son médecin.

Le 10 décembre 1887, en l'auscultant, nous constations de la matité au sommet droit antérieur et postérieur; du souffle tubaire sous la clavicule et quelques craquements légers après la toux, dans la fosse sus-épineuse du même côté. Toute la partie moyenne et inférieure avait de la submatité, et par conséquent il y avait une adhérence des plèvres pariétales et viscérales; le murmure vésiculaire était éteint et la pleurésie était devenue tuberculeuse.

A gauche le poumon n'avait aucune lésion pathologique. L'état général était assez satisfaisant; l'appétit était bien conservé. Chaque matin le malade faisait deux heures d'équitation et, sauf les points de côté qui l'empêchaient de continuer ses exercices équestres, il se trouvait assez bien portant.

Par l'analyse, nous constatons qu'en effet les crachats avaient des bacilles en assez grand nombre; la capacité thoracique donnait 2 litres, 200 c. c.; le poids du corps était à 172 livres.

Du 10 décembre 1887 au 7 juin 1888, M. B... prit soixante inhalations, en mettant quarante-huit heures d'intervalle entre chaque séance (ses occupations ne lui permettant pas de venir plus souvent).

Le 10 janvier (14e inhal.), les symptômes locaux sont les mêmes, sauf la toux, qui a un peu diminué ainsi que la dyspnée.

Le 10 février (30e inhal.). En arrière à droite, au niveau de l'angle de l'omoplate, nous constatons un petit point congestionné, avec râles humides, mais diminution des râles crépitants au sommet droit.

Le 10 mars (45e inhal.). Les râles humides ont disparu à l'angle de l'omoplate. Les râles sibilants commencent à se faire entendre dans la fosse sus-épineuse droite. En avant du même côté, plus de râles humides; on ne constate que de la respiration soufflante. La capacité thoracique a augmenté de 300 centimètres cubes.

Le 10 avril (60° inhal.), à l'angle de l'omoplate on ne constate que des râles ronflants comme au sommet droit, mais rien en avant, où l'on entend le murmure vésiculaire faible. Les râles humides ont complètement disparu.

L'analyse des crachats donne très peu de bacilles à l'examen. La capacité thoracique est arrivée à 3 litres ; le poids du corps a augmenté de 6 livres, il est à 178 livres ; le malade ne tousse plus, et tout fait espérer une guérison complète.

V° OBSERVATION. — Le 10 décembre 1887, M..., âgé de dix-sept ans, commence le traitement avec les lésions pulmonaires suivantes : depuis trois ans, à la suite d'un refroidissement, il a continué à tousser, surtout l'hiver, expectorant abondamment. Les nuits sont assez calmes ; l'appétit est conservé. Le poumon droit est atteint, au sommet antérieur, de râles crépitants très forts, dans son tiers supérieur ; en arrière ces râles sont moins nombreux et ont moins d'intensité. Le côté gauche n'a pas d'altération physiologique, sauf un peu d'exagération dans la respiration. Le poids est de 112 livres ; la capacité thoracique est à 2 litres ; les crachats ont des bacilles en assez grand nombre.

Du 10 décembre 1887 au 14 mai le malade prend soixante inhalations.

Le 6 janvier (23° inhal.). Les râles sibilants commencent à se percevoir en avant, au sommet droit ; en arrière ils sont plus sonores et remplacent les râles humides.

Le 18 février (38ᵉ inhal.). Le sommet droit en avant n'a plus de râles humides ; on ne constate que quelques râles sibilants très légers ; en arrière, pas de râles ; souffle tubaire assez fort.

Le 8 mars (54ᵉ inhal.), il n'y a plus que de la faiblesse du murmure vésiculaire au sommet droit : plus aucun râle. Le malade ne tousse que le matin au réveil, expectore abondamment et, la journée, ne tousse plus.

L'état général est meilleur ; l'appétit excellent.

Le 8 mars l'analyse des crachats donne comme résultat bactériologique : bacilles rares.

Le poids est à 117 livres, et la capacité thoracique est à 3 litres.

VIᵉ OBSERVATION. — Le 12 décembre 1887, M. C..., cinquante-quatre ans, vient de la part de M. le docteur Roulin.

Depuis près de trois ans, ce malade tousse presque continuellement nuit et jour ; l'expectoration est très abondante (véritable bronchorrée) ; l'appétit est nul.

Le poumon gauche, du sommet à la base, offre non pas de simples râles humides, mais un véritable gargouillement ; il y a là un catarrhe des plus caractérisés, en avant et en arrière. Dans le poumon droit la même lésion se localise dans le sommet, mais avec moins d'intensité.

L'analyse des crachats fait constater de nombreux bacilles ; le spiromètre donne 1 livre 500 c. c. de capacité thoracique et la balance 174 livres.

Le traitement, commencé le 12 décembre, dure jusqu'au 2 avril, et le malade prend soixante-trois inhalations.

Le 4 janvier (20ᵉ inhal.), il n'y a aucune modification dans l'état local ; dans l'état général au contraire la toux et l'expectoration ont sensiblement diminué ; l'appétit revient.

Le 27 janvier (40ᵉ inhal.). Les râles humides sont bien moins nombreux et moins bruyants ; à gauche le poumon droit est encore mieux réparé, surtout en arrière, où l'on entend quelques râles sibilants en place des râles humides.

L'état général s'améliore chaque jour ; les nuits sont à peu près complètes, la toux s'étant considérablement amendée. L'appétit étonne le malade.

Le 8 février (50ᵉ inhal.). On constate qu'à la base du poumon gauche, les râles sibilants commencent à l'angle de l'omoplate et descendent jusqu'à la base du poumon. En avant ils occupent toute la surface du poumon. La diminution des râles humides au sommet gauche permet de constater un bruit de souffle caverneux qui était masqué par le gargouillement ; aujourd'hui, le desséchement de cette caverne fait entendre un souffle amphorique très caractéristique. L'amélioration de l'état général s'accentue chaque jour.

Le malade cesse son traitement pendant un mois et vient le continuer le 10 mars.

A son arrivée, le côté gauche a encore des râles humides, mais ils sont très faibles et ce sont surtout des râles sibilants et ronflants qui dominent.

Le sommet droit n'a plus aucun râle humide, mais il y a une respiration rude, soufflante, très sonore.

L'appétit s'est maintenu, mais le malade a recommencé à tousser davantage ; c'est ce qui l'a décidé à reprendre ses inhalations.

Le 2 avril les râles humides se mélangent avec les râles secs dans le sommet gauche ; le souffle caverneux est net et très marqué et le côté droit n'a que des râles sous-crépitants imperceptibles.

La congestion pulmonaire n'a pas complètement disparu ; mais l'hématose se fait mieux et l'amélioration est très manifeste. Cet homme ne tousse presque plus ; l'expectoration est presque insignifiante ; l'appétit est excellent et se traduit par une augmentation de poids de 6 livres ; par une capacité thoracique qui atteint aujourd'hui 2 litres et par une diminution notable dans le nombre des bacilles.

VIIe Observation. — M. B..., 22 ans, commence son traitement le 15 décembre 1887. Il est malade depuis deux ans ; à plusieurs reprises, l'année dernière, a eu des crachements de sang et tous les soirs remarque que sa voix est voilée ; les nuits il transpire, tousse fréquemment ; l'appétit est cependant assez bien conservé.

Le sommet du poumon gauche en arrière est envahi de râles humides dans la fosse sus-épineuse ; toute la partie inférieure est normale. En avant à gauche, on constate une diminution notable dans le murmure vésiculaire et du souffle tubaire au sommet.

A droite, la respiration n'offre aucun signe pathologique.

Le malade pèse 140 livres. Sa capacité thoracique est de 3 litres et l'examen des crachats fait voir quelques bacilles.

Le 3 janvier (15° inhal.). Les râles crépitants ont disparu à la partie externe du sommet gauche postérieur, ils sont très faibles à la partie interne sur la même ligne. En avant du même côté, le souffle tubaire a disparu ; il n'y a plus de ce côté que de la faiblesse du murmure vésiculaire.

A droite la respiration est normale en avant et en arrière. L'état général s'est amélioré sensiblement ; le malade ne tousse plus le soir ; mais l'enrouement se produit encore dans la soirée.

Le 21 janvier (29° inhal.). Il n'y a plus trace de râles humides en arrière, au sommet gauche; la seule altération pathologique consiste en une grande faiblesse du murmure vésiculaire. M. B... va faire ses vingt-huit jours, et avant de partir son poids est à 150 livres ; sa capacité thoracique arrive à 4 litres ; l'analyse des crachats n'a pas été faite.

Le 20 mai, à son retour du service militaire, son poids n'est plus que de 134 livres ; il tousse quelquefois dans la journée, le soir surtout et la voix est moins sonore ; les râles humides sont revenus dans la fosse sus-épineuse gauche, surtout après la toux, il est évident qu'il y a eu excès de fatigues à un moment où l'équilibre n'était pas encore fait. Le traitement est repris et continué jusqu'au 24 juin. Ces trente inhalations font disparaître complètement les râles du sommet gauche et on ne les perçoit que dans la première inspiration qui suit la toux provoquée ; les autres parties du poumon ne présentent rien d'anormal.

Pendant cette seconde série d'inhalations le poids du corps est remonté rapidement, il a même atteint aujourd'hui 142 livres ; la capacité thoracique, comme au 30 décembre, est de 4 litres et les bacilles sont très rares dans l'expectoration.

VIIIe Observation. — Le 16 décembre 1887, M. L... de L..., 26 ans, vient de perdre sa femme de tuberculose pulmonaire ; les symptômes qu'il constate chez lui l'inquiètent à juste titre par leur similitude avec ceux de sa femme, il vient demander une consultation.

A son entrée, nous constatons que le sommet gauche a des râles humides sous la clavicule et dans la fosse sus-épineuse ; une diminution très marquée du murmure vésiculaire, dans tout le reste du poumon ; le côté droit n'a pas de râles, mais la respiration est exagérée.

A part ces lésions locales, le malade se plaint d'une dypsnée très pénible dans les courses qu'il est appelé à faire ; l'appétit est à peu près nul.

Le poids du corps est à 165 livres ; la capacité thoracique est de 2 litres ; les crachats ont des bacilles en notable quantité.

Du 17 décembre au 3 mars 1888, M. L..., prend soixante inhalations.

Le 12 janvier (20° inhal.), les râles humides de la partie antérieure gauche ont fait place à des râles sibilants ; dans la fosse sus-épineuse ils sont moins nombreux et ne s'entendent qu'en faisant tousser le malade. La dyspnée et la toux ont beaucoup diminué ; l'appétit revient chaque jour.

Le 4 février (40° inhal.), il n'existe plus aucun râle humide en avant, à gauche ni en arrière ; la respiration est simplement soufflante, rude, mais le ramollissement pulmonaire a disparu.

L'état général est encore meilleur, la dyspnée a cédé complètement à la médication ; l'appétit est excellent et la toux presque insignifiante.

Le 3 mars (60° inhal.). Les lésions locales se traduisent par de la faiblesse du murmure vésiculaire sous toute la clavicule gauche et au sommet postérieur du même côté.

La capacité thoracique est aujourd'hui de 3 litres. Le poids est à172 livres et les bacilles sont rares.

IX° OBSERVATION. — Mme M..., 24 ans, vient, de Nancy, suivre le traitement fluorhydrique. Ses parents sont bien portants ainsi que son mari. Depuis son mariage, qui date d'environ une année, elle tousse, maigrit et s'affaiblit d'une manière inquiétante, vomit souvent après les repas, à la suite de quintes de toux ; sueurs nocturnes.

L'auscultation fait entendre au sommet droit, en arrière, des râles crépitants et sous-crépitants dans toute la fosse sus-épineuse ; souffle tubaire au-dessous et diminution du murmure vésiculaire à la base ;

matité du sommet. En avant du même côté, râles crépitants fins sous toute la clavicule ; diminution de la respiration dans tout le reste du poumon ; submatité du sommet.

A gauche, matité absolue du sommet en arrière ; absence complète du murmure vésiculaire ; audessous, bruits normaux.

L'analyse des crachats fait constater la présence de bacilles de la tuberculose en assez grand nombre. Le poids est de 96 livres ; la capacité thoracique est de 1 litre 200 c. c.

Du 21 décembre au 15 février, Mme M... prend soixante inhalations.

Sous l'influence de cette médication nous constatons, dès la dixième inhalation, que l'appétit revient, la toux diminue et les vomissements s'arrêtent.

L'auscultation des sommets fait entendre une diminution dans le nombre des râles crépitants et sous-crépitants.

A la trentième inhalation, l'appétit est au-dessns de la normale ; les forces et les couleurs reviennent ; la toux a complètement cessé ainsi que les sueurs.

Les râles sibilants commencent à se faire entendre en arrière et en avant à droite. La respiration est plus normale au-dessous ; on n'entend plus le souffle tubaire. A gauche, on entend un peu le déplissement du poumon au sommet ; le mieux est très appréciable.

A la cinquantième inhalation, il n'existe plus de râles crépitants au sommet droit, il n'y a plus que des râles sibilants. A gauche le murmure vésiculaire est encore faible ; état général très amélioré.

A la soixantième inhalation, le sommet droit n'a plus de râle sibilant, le murmure vésiculaire est encore imperceptible, mais il n'y a plus de matité. A gauche, la respiration est normale.

Le poids du corps est arrivé à 104 livres ; la capacité thoracique à 2 l. 200 c. c. ; l'analyse des crachats fait encore voir des bacilles, mais disséminés et rares.

Xe Observation. — Le 23 décembre 87, M. D..., vingt-sept ans, employé des postes, m'est présenté par mon confrère M. Dusseaud. Depuis plus d'une année, à la suite d'une broncho-pneumonie, ce malade a dépéri, a de la fièvre le soir, tousse surtout le soir et dans la nuit, transpire au moindre exercice ; manque complètement d'appétit. Pas d'antécédents héréditaires.

Le poumon droit a des râles humides au sommet antérieur et postérieur, sur une petite étendue, et de la matité ; du souffle tubaire au tiers inférieur et une respiration normale à la base. Le poumon gauche est bon.

L'analyse des crachats donne peu de bacilles ; la capacité thoracique est de 1 litre 500 c. c. et le poids est de 140 livres.

Du 23 décembre au 23 février il prend quarante inhalations.

Dès la vingtième inhalation, le malade ne toussait plus ; l'appétit était revenu presque complètement ;

les nuits étaient bonnes et l'état général était amélioré.

A l'auscultation, les râles humides de la partie postérieure avaient disparu et étaient remplacés par quelques râles sibilants. En avant, ils ne s'entendaient qu'en faisant tousser le malade.   .

A la quarantième inhalation, M. D... n'avait plus ni râles humides ni râles sibilants au sommet; on ne constatait que de la faiblesse du murmure vésiculaire. Les forces étaient revenues, et l'appétit se maintenait dans un état satisfaisant. Les bacilles étaient rares; la capacité thoracique accusait 3 litres au spiromètre et le poids était à 150 livres.

XIe OBSERVATION. — Le 23 décembre 1887, M. S..., dix-huit ans, vient à la consultation et se plaint d'une toux accompagnée d'expectoration abondante, d'une perte à peu près complète de l'appétit, de sueurs nocturnes, dont les débuts datent d'octobre dernier. Il y a huit jours, un matin à son réveil, il eut une hémoptysie, qu'il estime à plus d'un verre de sang.

L'auscultation fait constater une lésion dans les deux poümons. Le sommet droit en avant a de la matité, du souffle et une absence complète de murmure vésiculaire, sur une étendue de trois travers de doigt. En arrière du même côté, matité, induration, pas de craquements; la partie inférieure du poumon paraît saine.

Le côté gauche a également un peu de matité sous la clavicule, une diminution du murmure vésiculaire, du souffle tubaire, mais pas de râles; en arrière même altération.

L'analyse des crachats donne des bacilles; le poids est de 69 livres et la capacité thoracique accuse 2 litres.

Du 23 décembre au 13 mars il prend soixante-quatre inhalations.

Le 21 janvier (20ᵉ inhal.), la matité quoique persistant au sommet droit, on perçoit un peu de sibilance dans l'inspiration. En arrière, la matité est moins prononcée et il existe du souffle tubaire, là où il n'y avait aucun bruit respiratoire.

A gauche, on ne constate aucune modification apparente; l'auscultation est la même qu'au début du traitement. Pas la moindre expectoration sanguinolente; l'appétit est assez bon; la toux a diminué ainsi que l'expectoration et les sueurs.

Le 11 février (38ᵉ inhal.), les sommets sont beaucoup plus perméables à l'air; le souffle est bien distinct, surtout à gauche; l'état général s'améliore chaque jour et le malade constate qu'il reprend ses forces.

Le 25 février (50ᵉ inhal.), l'appétit est complètement revenu, les sueurs n'ont pas cessé tout à fait; la toux ne se produit que le matin au réveil et s'accompagne encore en ce moment d'une expectoration assez abondante.

L'auscultation fait entendre de la faiblesse dans le murmure respiratoire au sommet gauche; du souffle tubaire à droite, mais pas à gauche.

Le 10 mars (60° inhal.), l'amélioration de l'état général est de plus en plus marquée ; les lésions locales ne consistent plus qu'en une diminution du murmure vésiculaire aux sommets, et de la respiration soufflante, ainsi que de la submatité.

Le poids du corps est arrivé à 77 livres ; la capacité thoracique est à 2 litres 200 c. c. et l'analyse des crachats donne quelques bacilles épars et très peu segmentés.

XII° OBSERVATION. — Le 16 janvier 1888, Mlle R..., âgée de dix-sept ans, se plaint d'une toux et d'un amaigrissement qui, depuis environ une année, font chaque jour des progrès. Une grande pâleur accompagne cet état pathologique ; l'appétit est assez bon.

L'auscultation fait constater les lésions suivantes : le sommet droit a du souffle tubaire très fort en avant et en arrière, une absence complète du murmure vésiculaire et de la submatité. Le sommet gauche a en arrière quelques râles sous-crépitants, légers dans l'inspiration.

Le poids du corps est de 94 livres ; la capacité thoracique est de 2 litres 500 c. c., les crachats ont des bacilles constatés.

Du 16 janvier au 31 mai, cette jeune fille prend cinquante inhalations en deux séries : la première du 16 janvier au 2 mars ; la deuxième du 17 mai au 14 juin.

A la vingtième inhalation, il y avait une diminution du murmure vésiculaire au sommet droit en arrière et encore un peu de souffle tubaire en avant.

Le sommet gauche n'avait plus de râles humides.

Le 2 mars (40e inhal.), le murmure vésiculaire est revenu très bien dans le sommet droit en arrière, mais il est moins sensible en avant. Le sommet gauche a encore une certaine faiblesse de respiration, mais pas le moindre râle, même en faisant tousser la malade.

Le 3 mars elle part pour la campagne ayant atteint un poids de 100 livres; sa capacité thoracique est de 3 litres; et l'examen bactériologique n'accuse que peu de bacilles.

Le 17 mai, à son retour de la campagne, soit qu'il y ait eu quelque refroidissement, soit que le traitement n'ait pas été prolongé suffisamment pour transformer complètement le terrain, la malade tousse de nouveau et, en l'auscultant, nous trouvons au sommet gauche quelques râles humides sous la clavicule, s'exagérant par la toux; néanmoins, l'état général est très satisfaisant et le poids est même à 106 livres. Le traitement repris pendant vingt jours fait une seconde fois disparaître ces râles humides. Depuis lors l'état est resté le même.

XIIIe Observation. — Le 26 janvier 1888, Mme B...., trente-quatre ans, vient nous consulter pour une toux des plus opiniâtres, s'accompagnant d'expectoration abondante, d'un peu de fièvre le soir et compliquée d'une perte complète de l'appétit.

A la percussion, nous constatons que le sommet de la poitrine a de la matité en arrière à gauche, et à l'auscultation une absence complète du murmure vésiculaire dans cette région. En avant du même côté, les symptômes sont à peu près les mêmes.

Le poumon droit n'a que de la faiblesse au sommet et un peu de submatité. Les autres parties de ces organes sont saines. Le poids du corps est de 128 livres ; la capacité thoracique de 2 litres 100 c. c. ; l'analyse bactériologique fait voir d'abondants bacilles.

Du 26 janvier au 22 avril la malade prend cinquante-sept inhalations.

Le 20 février (20° inhal.), l'expectoration a sensiblement diminué ; la toux n'est pas encore modifiée ; mais l'appétit est meilleur ; le poids est à 100 livres.

En avant le murmure vésiculaire est plus distinct, sous la clavicule gauche ; en arrière, existe un peu de respiration soufflante. La matité est à peu près la même. A droite la respiration s'entend mieux ; le poumon a repris presque son jeu normal.

Le 23 mars (40° inhal.). L'appétit est très satisfaisant ; la toux ne se produit plus qu'au réveil et le soir en se mettant au lit ; l'expectoration a changé de couleur, elle est aujourd'hui mousseuse, au lieu d'être purulente comme au début ; le poids est à 133 livres.

Les sommets gauches en avant et en arrière sont plus perméables à l'air ; on entend la dilatation vésiculaire et la matité a beaucoup diminué. Le poumon droit est à peu près dans le même état.

Le 22 avril (57° inhal.), la malade se trouve si bien qu'elle cesse son traitement. Elle n'a pas toussé une seule fois depuis plusieurs jours, ne crache un peu que le matin, mange avec grand appétit et a encore augmenté de 4 livres en vingt jours. Sa capacité thoracique est à 3 litres et ses crachats ne contiennent qu'une petite quantité de bacilles. La respiration est encore faible dans les deux sommets, mais cependant le son est normal à la percussion, et on n'entend ni souffle tubaire, ni râle d'aucune sorte.

XIVe Observation. — Le 31 janvier 1888, M. B...., vingt-huit ans, a eu une hémoptysie en avril dernier, suivie d'une seconde il y a six semaines. La toux est très fréquente ; l'expectoration assez abondante, pas de sueurs nocturnes ; un peu de fièvre le soir ; l'appétit est assez bon.

En l'auscultant, nous constatons une diminution notable du murmure vésiculaire dans tout le tiers supérieur du poumon gauche en arrière ; de la submatité de cette région. A droite une absence complète du murmure vésiculaire dans le tiers supérieur et de la matité. En avant pas d'altération.

Le poids est à 118 livres ; la capacité thoracique est de 2 litres ; l'examen bactériologique fait constater des bacilles extrêmement abondants.

Du 31 janvier au 28 mars il prend quarante inhalations.

Le 24 février (20e inhal.), la toux a un peu diminué, mais l'expectoration est toujours assez abondante ; le soir le malade n'a plus de fièvre ; mais les sueurs continuent à revenir de temps en temps la nuit ; l'appétit est meilleur.

Le sommet du poumon droit laisse entendre un

faible murmure vésiculaire qui devient plus fort à mesure qu'on se rapproche de l'angle de l'omoplate. A gauche il y a aussi du mieux ; le bruit respiratoire est moins sourd.

Le 28 mars (40° inhal.), la respiration, quoique très faible, s'entend distinctement dans les deux poumons ; en arrière la matité a complètement disparu.

Le malade ne transpire plus, tousse encore un peu, mais expectore très peu ; mange avec appétit et dort très bien.

Le poids est à 132 livres ; la capacité thoracique est à 2 litres 500 c. c. et les crachats renferment cependant encore beaucoup de bacilles.

XV° OBSERVATION. — M. Saint-B..., âgé de trente ans, est malade depuis trois ans ; il y a six mois, a eu une pleurésie à gauche et une hémoptysie il y a quatre mois. Sa toux est très fréquente, l'expectoration est assez abondante. Depuis huit jours, a des sueurs nocturnes et manque complètement d'appétit. Son poids est de 110 livres ; sa capacité thoracique est de 2 litres 500 c. c. et ses crachats bacillaires. Son travail se fait la nuit, il est ouvrier typographe, et il le continue tout en suivant son traitement.

Du 2 février au 23 mars 1888, il prend 40 inhalations.

Au début du traitement, ses lésions pulmonaires consistent en râles sibilants assez forts aux sommets droits, en avant et en arrière ; en souffle tubaire aux sommets gauches et en matité de cette partie. A la base du poumon gauche, la vibration thoracique est nulle.

Le 24 février (20° inhal.), les râles sibilants ont beaucoup diminué en arrière au sommet droit; en avant ils sont encore assez nombreux. A gauche le souffle tubaire a disparu et il n'y a que de la faiblesse. de respiration.

Les sueurs ont disparu depuis le 10 février (13° inhal.), l'appétit est assez bon le soir; la toux est presque nulle.

Le 23 mars (40° inhal.), les râles sibilants sont devenus très sonores (ronflants) en avant et en arrière à droite.

A gauche la respiration est faible au sommet, mais il n'y a plus le souffle tubaire du début. Le murmure vésiculaire s'entend légèrement dans plusieurs points du poumon gauche (pointe de l'omoplate, sous le sein gauche).

La capacité thoracique a augmenté de 200 centimètres cubes, le poids est à 114 livres; les crachats renferment à peu près autant de bacilles.

XVI° Observation. — Le 3 février 1888, M. G..., quarante-quatre ans, commence le traitement. Depuis plus d'une année il est atteint d'une dyspnée qui l'empêche de se livrer à aucun exercice. Les deux poumons ont des râles sibilants de haut en bas; les deux sommets ont des craquements humides très marqués.

L'appétit est nul; le sommeil est mauvais, interrompu fréquemment par des quintes de toux suivies d'une expectoration assez abondante.

Le poids est à 172 livres; la capacité thoracique est

de 2 litres ; les crachats contiennent des bacilles en petit nombre.

Du 4 février au 7 avril, il prend 40 inhalations.

Le 3 mars (20ᵉ inhal.), on constate une très grande diminution dans l'étendue des râles sibilants, c'est surtout au niveau de l'angle de l'omoplate que la diminution est plus marquée ; au sommet l'état des poumons est le même. Cependant le malade respire bien mieux ; sa dyspnée a considérablement diminué et l'état général est très amélioré.

Le 7 avril (40ᵉ inhal.), les deux sommets n'ont plus de craquements ; on entend des râles sibilants à leur place et ces râles descendent jusqu'à l'angle de l'omoplate ; là, ils cessent et l'on entend le murmure vésiculaire jusqu'en bas.

La toux est très améliorée ; la dyspnée qui était le symptôme le plus désagréable a presque disparu et le malade quitte Paris.

Le poids est diminué de 500 grammes ; la capacité thoracique est augmentée de 300 centimètres cubes ; le sommeil est calme ; l'appétit satisfaisant ; les crachats font encore voir plusieurs bacilles.

XVIIᵉ OBSERVATION. — Le 17 février 1888, M. M..., vingt-deux ans, commence le traitement. En novembre dernier la toux s'est déclarée, suivie d'expectoration caractéristique, épaisse, jaunâtre. L'appétit est assez bien conservé ; les sueurs nocturnes sont assez fréquentes. L'examen de la poitrine fait constater une diminution du murmure vésiculaire au sommet du poumon droit en arrière, accompagnée de matité de cette région. A l'angle de l'omoplate du même côté, même phénomène; un peu plus bas, diminution également de la respiration. A gauche le poumon est normal, un peu d'exagération seulement dans le murmure respiratoire.

Le poids est à 150 livres; la capacité thoracique est à 2 litres 200 centimètres cubes; les crachats renferment des bacilles extrêmement nombreux.

Du 17 février au 31 mai, le malade prend 53 inhalations.

Le 10 mars (20° inhal.), on constate du souffle tubaire au sommet gauche; encore une diminution du murmure vésiculaire à l'angle de l'omoplate ; mais à la base du poumon, une respiration presque normale.

Les crachats sont moins abondants; la toux est encore assez fréquente ; l'appétit est meilleur.

Le 7 avril (40° inhal.). La respiration est encore très faible au sommet gauche, même à l'angle de l'omoplate, mais normale au-dessous.

La toux et les crachats ont sensiblement diminué; l'appétit est bon.

Le 31 mai (53° inhal.). Le sommet gauche a toujours un peu de faiblesse, mais la partie moyenne du poumon a repris son rythme normal.

Le malade ne tousse presque plus, expectore rarement et se sent très bien; du reste son poids a augmenté de 6 livres, et sa capacité thoracique de 500 centimètres cubes.

Cependant la dernière analyse des crachats fait voir encore des bacilles assez abondants.

XVIIIe OBSERVATION. — M. K..., trente ans, est malade depuis deux années ; le début a été une pleurésie à droite et depuis lors la toux, l'expectoration et l'amaigrissement ont fait chaque jour des progrès. L'appétit est cependant très bon, il n'a pas de sueurs nocturnes ni de fièvre.

Le 20 février 1888, il commence son traitement et le suit régulièrement tous les jours, jusqu'au 28 mai ; il prend 80 inhalations.

A cette époque le poids est de 112 livres ; la capacité thoracique est de 2 litres. On trouve dans les crachats des bacilles tuberculeux en proportion considérable.

Les lésions pulmonaires sont : frottement pleurétique assez fort en arrière, à la base du poumon droit ; râles crépitants assez forts au sommet droit en avant ; râles crépitants très forts au sommet droit en arrière, dans la fosse sus et sous-épineuse ; souffle tubaire assez fort au sommet gauche en avant, au-dessous des râles ; souffle tubaire assez fort au sommet gauche en arrière dans la fosse sous-épineuse.

Le 19 mars (20ᵉ inhal.), les râles crépitants ont disparu à la partie externe de la fosse sous-claviculaire droite ; en arrière ils persistent encore, quoique plus rares cependant. A gauche, pas de souffle, diminution seulement du murmure vésiculaire dans les deux sommets en avant et en arrière.

Le 5 avril (40ᵉ inhal.). En avant à droite les râles humides sont imperceptibles sous la clavicule et ne s'entendent qu'après la toux ; en arrière du même côté, ils n'existent plus que dans la fosse sus-épineuse ; ils n'existent plus dans la fosse sous-épineuse. A gauche, le murmure vésiculaire revient dans les deux sommets.

L'état général s'améliore sensiblement ; le malade tousse moins.

Le 30 avril (60ᵉ inhal.). A droite les sommets n'ont plus en avant que de la faiblesse du murmure respiratoire ; en arrière quelques râles humides s'exagérant par la toux provoquée.

Le 28 mai (80ᵉ inhal.). A droite, la respiration est toujours faible en avant ; le frottement pleural n'existe plus à la base ; mais le sommet postérieur a encore quelques râles humides légers après la toux.

Le poids a très peu varié pendant le traitement ; le malade n'a gagné que 500 grammes ; mais il n'en est pas de même de la capacité thoracique qui, au début, était de 2 litres et est aujourd'hui (28 mai) de 2 litres 750 centimètres cubes.

Le hasard ne fait voir qu'un seul bacille sur une lamelle de 16 millimètres ; mêmes résultats sur plusieurs lamelles préparées avec des parties diverses de l'expectoration ; le bacille était rectiligne et plutôt de petit volume.

XIXᵉ Observation. — M. B..., vingt-trois ans, présente en arrière, à droite, de la submatité au sommet et une absence complète de murmure vésiculaire ; sur le même plan, à la partie interne, quelques râles crépitants fins. En avant, diminution du murmure respiratoire sous la clavicule. A gauche en

arrière, absence du murmure vésiculaire au sommet ;
en avant la lésion est la même quoique moins carac-
térisée.

La toux est très fréquente la nuit ; l'expectoration
est modérée ; peu de sueurs la nuit ; mais l'appétit est
assez bon.

Les crachats ont des bacilles en assez grand
nombre.

Le poids est à 120 livres ; la capacité thoracique
est à 2 litres 200 centimètres cubes.

Du 27 février 1888 au 14 avril, il prend 40 inhalations.

Le 20 mars (20° inhal.). En arrière au sommet
droit, les râles crépitants ont disparu à la partie interne et la faiblesse de la respiration remplace, à la
partie externe, l'absence de respiration constatée au
début. En avant, diminution de la respiration sous
la clavicule. A gauche le murmure vésiculaire se fait
entendre encore faiblement, mais se perçoit distinctement en arrière et en avant.

Le malade trouve que ses forces augmentent ; l'appétit s'est éveillé ; la toux a complètement disparu.

Le 13 avril (40° inhal.). Les râles ont complètement disparu au sommet droit et à part un peu de
faiblesse dans la respiration, on ne constate aucun
autre signe pathologique.

Les symptômes généraux concordent avec les réparations locales, car le poids a augmenté de 8 livres ; la capacité thoracique est à 3 litres et l'analyse
des crachats donne comme résultat : bacilles très rares.

XX⁰ Observation. — M. D..., vingt-sept ans, a eu, en octobre 1887, une très violente hémoptysie, qui s'est reproduite en janvier 1888 ; une troisième, il y a quinze jours (7 février). Le cas est très grave, car les deux poumons ont encore des râles crépitants disséminés dans toute leur étendue, des sommets à la base et une quatrième hémoptysie est à redouter. Cependant, sur les instances de M. le Dʳ Hervieux qui l'accompagne, nous commençons le traitement.

Le malade pèse 124 livres ; nous n'osons prendre la capacité thoracique et l'analyse bactériologique n'est pas faite.

Du 27 février au 10 juillet, il prend 55 inhalations.

Dès la quinzième, les râles humides avaient disparu dans l'ensemble des poumons et ne s'entendaient plus que sous la clavicule droite et dans la fosse sus-épineuse du même côté. A gauche, la respiration est tubaire en arrière, mais il n'y a plus de râles humides en avant.

Le 23 mai (35⁰ inhal.). Les râles humides ont disparu du sommet droit ; en avant, ils sont devenus sibilants ; en arrière, ils sont ronflants.

Le 20 juin (55⁰ inhal.). Les râles sibilants ont disparu à leur tour et on ne constate que de la faiblesse de respiration. En faisant tousser le malade on entend quelques petits râles dans la fosse sus-épineuse et sous la clavicule droite ; mais l'amélioration dans l'état général est telle que le malade a déjà augmenté de 6 livres.

Le traitement non seulement a eu pour consé-

quence de décongestionner presque complètement
les deux poumons, mais encore d'enrayer les désordres occasionnés par la tuberculose et de rétablir
l'équilibre des voies respiratoires.

Il nous paraît utile, avant de terminer, de jeter
un coup d'œil d'ensemble sur les modifications qui
s'opèrent dans les symptômes et qui sont à peu près
les mêmes chez tous nos malades.

Le retour de l'appétit est certainement un des
premiers effets de ce traitement et les conséquences
sont trop appréciables pour les développer. Le fluor,
comme son congénère chimique le chlore, a en effet
la propriété de réveiller les fonctions digestives ; or
nourrir un phtisique, c'est lui donner des armes
pour se défendre contre sa désassimilation; c'est
lui permettre de modifier son terrain et d'absorber
des principes antibacillaires; par conséquent lui
assurer une guérison. Il y a longtemps qu'on l'a dit
et cet aphorisme est toujours vrai : il n'y a rien à
faire avec un phtisique qui ne mange pas.

La toux des tuberculeux, n'étant qu'un phénomène produit par l'irritation des filets nerveux des
nerfs vagues, est un symptôme d'une grande importance. Lorsqu'elle cède au traitement fluorhydrique,
comme nous le constatons généralement, elle amène
une amélioration très grande dans l'état des malades. Les désordres qu'elle provoque dans l'organisme
sont très graves, car non seulement le sommeil est

compromis, lorsqu'elle se produit; mais encore elle provoque la plupart du temps des vomissements qui privent le malade d'une grande partie de ses matières assimilables. Or l'alimentation est indispensable à la réussite du traitement. Il faut apporter des matériaux de réparation en aussi grande quantité que possible dans l'économie, non seulement pour le relever de sa déchéance organique, mais pour fournir les éléments de combustion dont le phtisique a tant besoin.

L'expectoration se modifie dans sa qualité et sa quantité. L'examen des crachats des tuberculeux soumis aux inhalations fluorhydriques montre, comme fait constant, moins la diminution absolue du chiffre des bacilles que leur défaut de prolifération. Les bacilles alors constatés, même après un petit nombre de séances inhalatoires, ne sont plus que les cadavres d'adultes éliminés comme corps étrangers de l'organisme, incapables de se reproduire et effectivement ne se reproduisant plus, ne proliférant plus dans ces conditions, comme le prouvent les nombreuses expériences faites au moyen d'inoculations des crachats de malades, les uns ayant suivi le traitement, les autres de l'ayant pas suivi.

La dyspnée s'amendant dès les premières inhalations modifie considérablement l'hématose et permet un échange plus favorable des gaz respiratoires. Chez presque tous les malades, même chez ceux qui ont des cavernes, ce phénomène se produit et se maintient jusqu'à la fin du traitement. Du reste la spirométrie prouve que la capacité thoracique augmente chaque jour.

La fièvre, qui n'est que la conséquence du processus inflammatoire, diminue au fur et à mesure que l'équilibre se rétablit ; aussi la disparition de ce symptôme contribue-t-il à relever rapidement les forces du malade.

Les réparations locales se font dans un rapport constant entre l'état du malade et la durée du traitement.

Ce traitement doit être suivi assez longtemps, car il est impossible que tous les bacilles soient modifiés simultanément, et il est nécessaire qu'un temps assez long lui soit consacré. De la sorte, les bacilles subissent non seulement l'action directe de l'acide fluorhydrique, mais encore celle de l'acide fluorhydrique contenu dans le sang ; car on sait que ce médicament est parfaitement absorbé puisqu'on le retrouve dans les urines. Du reste les expériences citées par MM. Sciolla, Araras et Gilliard dans le cours de ce travail sont concluantes à cet égard.

Les déchets organiques diminuent, ainsi qu'en témoigne la diminution en perte des chlorures et diminution des phosphates et par contre augmentation de l'acidité urinaire.

Les hémoptysies cessent.

La diarrhée s'arrête lorsqu'elle n'est pas entretenue par les ulcérations intestinales.

Les sueurs nocturnes disparaissent.

Enfin le poids du corps augmente, ce qui prouve que l'état général s'améliore ; nous continuons donc à croire que ce médicament est appelé à prendre

une place importante dans la thérapeutique de la
tuberculose pulmonaire.

Au moment de terminer notre travail nous recevons un ouvrage très important, de M. le Dr Valentin
Gilbert, ouvrage couronné par la Faculté de médecine de Genève intitulé : *Étude sur les diverses médications de la tuberculose pulmonaire et en particulier
sur le traitement par les inhalations fluorhydriques.*

Nous nous bornons à en donner le résumé.

« Si nous comparons maintenant, dit l'auteur, les
résultats que nous avons obtenus à la suite des
divers traitements que nous avons passés en revue
et que nous avons essayés, nous pouvons dire de
prime abord que l'acide fluorhydrique est de tous,
celui qui nous a donné les résultats les plus encourageants quoique encore bien imparfaits. C'est la
médication dont les effets ont été les plus constants
et les plus rapidement sensibles.

Les autres agents d'inhalation, les lavements
gazeux, préconisés par le Dr Bergeon, les injections
sous-cutanées et intraparenchymateuses, la médication interne antiseptique (créosote, etc.) ne nous ont
jamais fourni que des résultats partiels et des améliorations souvent tardives qu'il était facile de mettre
sur le compte du séjour à l'hôpital. Nous ne pouvons
en dire autant de l'acide fluorhydrique, sans cependant vouloir méconnaître l'influence d'une bonne
hygiène sur la marche de la tuberculose. Ce gaz a

certainement des propriétés qui doivent encourager son application dans le traitement d'une maladie contre laquelle on épuise souvent en vain toutes les ressources de la thérapeutique.

« Jusqu'à présent, tous ceux qui ont employé l'acide fluorhydrique, n'ont pas eu à s'en plaindre ; tous ont observé les mêmes phénomènes et la même rapidité dans leurs manifestations ; malheureusement, tous n'ont pas été du même avis quant à la vertu curative de la médication ; est-ce à dire pour cela qu'on doive abandonner ce traitement? Qui a trouvé l'agent qui guérit? Pour le moment, personne ; peut-être viendra-t-il un jour où la science sera en possession d'un spécifique contre la tuberculose. Il faut arriver à détruire le microbe ; nous ne sommes pas encore en mesure de le faire avec les moyens de traitement dont nous disposons. Nous ne pouvons que l'atténuer et c'est ce que nous obtenons avec les inhalations fluorhydriques, comme l'ont récemment prouvé les expériences de Grancher et Chautard.

Nos expériences nous permettent de considérer cette méthode de traitement comme un progrès véritable ; nous avons vu que son application est facile et ne présente aucun inconvénient ; aussi, en attendant mieux, nous nous permettons de conseiller de soumettre les phtisiques aux vapeurs d'acide fluorhydrique, sans négliger pour cela les autres médications, suivant les circonstances et les indications de la maladie. »

TABLE DES MATIÈRES

2820-89. — Corbeil. Imprimerie Crété.

A LA MÊME LIBRAIRIE

Études expérimentales et cliniques sur la tuberculose, publiées sous la direction de M. le professeur Verneuil, membre de l'Institut. Secrétaire de rédaction : Dr L.-H. Petit. Tome I. 1 vol. in-8, avec fig. 12 fr. Tome II, fascicule I. 1 vol. in-8, avec figures dans le texte. . 6 fr. Cette publication est vendue au profit de la souscription pour les études sur la guérison de la tuberculose.

Atlas d'Embryologie, par M. Mathias Duval, professeur d'histologie à la Faculté de médecine de Paris, membre de l'Académie de médecine. 1 vol. gr. in-8, avec 40 planches en noir et en couleurs comprenant ensemble 652 figures...................................... 48 fr.

Manuel de Pathologie interne, par le Dr Dieulafoy, professeur de pathologie interne à la Faculté de médecine de Paris, médecin de l'hôpital Necker, lauréat de l'Institut (Prix Montyon). Nouvelle édition, entièrement refondue. 2 vol. in-18 diamant, cartonnés à l'anglaise .... 15 fr.

Traitement de la tuberculose pulmonaire par les pulvérisations biiodo-mercuriques et techniques des pulvérisations, par MM. P. Miquel, docteur en médecine, docteur ès sciences, chef du service micrographique de l'Observatoire municipal de Montsouris, de Paris, et A. Rueff, docteur en médecine, médecin suppléant à l'hôpital Rothschild, ex-chef de clinique adjoint de la Faculté de médecine de Paris. 1 vol. in-8... 2 fr.

Phtisie laryngée, par MM. A. Gouguenheim, médecin de l'hôpital Lariboisière et de la clinique laryngologique, et P. Tissier, interne des hôpitaux. 1 vol. in-8, avec figures dans le texte et 5 planches, dont 3 en chromolithographie................. .... 8 fr.

Annales de l'Institut Pasteur, publiées sous le patronage de M. Pasteur, par M. Duclaux, membre de l'Institut, et un comité de rédaction composé de MM. Chamberland, P. Grancher, Nocard, Roux, J. Straus. Les *Annales de l'Institut Pasteur* paraissent le 25 de chaque mois et forment tous les ans un volume de 600 à 700 pages avec planches. Prix de l'abonnement : Paris, 18 fr. — Départements et Union postale, 20 fr.

Archives de médecine expérimentale et d'Anatomie pathologique, publiées sous la direction de M. Charcot, par MM. Grancher, Lépine, Straus et Joffroy, secrétaire de la rédaction. Les *Archives de médecine expérimentale et d'anatomie pathologique* paraissent tous les deux mois et forment chaque année 1 vol. in-8 de 700 pages, avec planches noires et coloriées. — Prix de l'abonnement : Paris, 24 fr. — Départements, 25 fr. — Union postale, 26 fr.

Dictionnaire usuel des Sciences médicales, par MM. A. Dechambre, Mathias Duval, L. Lereboullet. 1 très fort volume grand in-8 imprimé sur 2 colonnes, avec 400 figures dans le texte.............. 25 fr. Reliure demi-maroquin.................. .... 30 fr.

2820-89. — Corbeil. Imprimerie Crété.

BIBLIOTHEQUE NATIONALE DE FRANCE

3 7531 03271793 7

www.ingramcontent.com/pod-product-compliance
Ingram Content Group UK Ltd.
Pitfield, Milton Keynes, MK11 3LW, UK
UKHW020909150726
13696UKWH00008B/1234